全国医药职业教育药学类规划教材

药理学实验

（供高职高专使用）

主　编　樊一桥
副主编　付晓春　张　虹
编　者　（以姓氏笔画为序）
付晓春（广东食品药品职业技术学院）
田铁辉（沈阳药科大学高等职业技术学院）
张　虹（山西生物应用职业技术学院）
林　桦（福建生物工程职业技术学院）
顾海铮（中国药科大学高等职业技术学院）
商　捷（沈阳药科大学高等职业技术学院）
樊一桥（中国药科大学高等职业技术学院）

中国医药科技出版社

全国医药职业教育药学类规划教材

编 写 说 明

随着我国医药职业教育的迅速发展，医药院校对具有职业教育特色药学类教材的需求也日益迫切，根据国发［2005］35号《国务院关于大力发展职业教育的决定》文件和教育部［2006］16号文件精神，在教育部、国家食品药品监督管理局、教育部高职高专药品类专业教学指导委员会的指导之下，我们在对全国药学职业教育情况调研的基础上，于2007年7月组织成立了全国医药职业教育药学类规划教材建设委员会，并立即开展了全国医药职业教育药学类规划教材的组织、规划和编写工作。在全国20多所医药院校的大力支持和积极参与下，共确定78种教材作为首轮建设科目，其中高职类规划教材52种，中职类规划教材26种。

在百余位专家、教师和中国医药科技出版社的团结协作、共同努力之下，这套"以人才市场需求为导向，以技能培养为核心，以职业教育人才培养必需知识体系为要素、统一规范科学并符合我国医药事业发展需要"的医药职业教育药学类规划教材终于面世了。

这套教材在调研和总结其他相关教材质量和使用情况的基础上，在编写过程中进一步突出了以下编写特点和原则：①确定了"市场需求→岗位特点→技能需求→课程体系→课程内容→知识模块构建"的指导思想；②树立了以培养能够适应医药行业生产、建设、管理、服务第一线的应用型技术人才为根本任务的编写目标；③体现了理论知识适度、技术应用能力强、知识面宽、综合素质较高的编写特点。④高职教材和中职教材分别具备“以岗位群技能素质培养为基础，具备适度理论知识深度”和“岗位技能培养为基础，适度拓宽岗位群技能”的特点。

同时，由于我们组织了全国设有药学职业教育的大多数院校的大批教师参加编写工作，强调精品课程带头人、教学一线骨干教师牵头参与编写工作，从而使这套教材能够在较短的时间内以较高的质量出版，以适应我国医药职业教育发展的需要。

根据教育部、国家食品药品监督管理局的相关要求，我们还将组织开展这套教材的修订、评优及配套教材（习题集、学习指导）的编写工作，竭诚欢迎广大教师、学生对这套教材提出宝贵意见。

全国医药职业教育药学类
规划教材建设委员会
2008 年 5 月

前　言

近年来，我国药学高等职业教育发展迅速，而相关教材建设工作却缺乏职业教育特色，远不能满足医药职业教育发展的需要。为了适应21世纪药学高职教育的培养目标，大力推进高职教育人才培养模式的改革，当务之急就是编写一套与药学高职教育体系相匹配的教材。2007年，在教育部、国家食品药品监督管理局和教育部高职、高专药学类教学指导委员会的关心和指导下，中国医药科技出版社组织全国19所相关医药职业院校成立了全国医药职业教育药学类规划教材建设委员会，组织编写一套医药职业教育药学类规划教材。本教材就是在此背景下编写的。

药理学实验是药理学教学的重要环节，其目的在于通过实验，不仅要能验证和巩固药理学中的基础知识和基本理论，更重要的是要加强学生综合能力的培养。根据教材编写委员会第一次会议的精神和要求，《药理学实验》的编写原则是以培养能够适应医药监管、生产、管理、服务第一线的应用型人才为根本任务，结合职业教学的特点，注重提高学生的实践能力，以“必须、够用”为度，以“应用”为主旨，以“就业”为导向。全书内容主要包括三部分：第一部分为药理学实验的基础知识和基本技术，旨在通过此部分的学习和练习，培养学生进行药理实验的基本技能。第二部分是总论和各论部分的实验，结合学生的实际情况，所选实验可操作性强，具有一定的代表性，并且涵盖了整体动物实验和离体器官实验，兼顾到常用的各种实验动物。旨在通过此部分的学习，巩固学生所学药理学知识，进一步加强和巩固药理学实验技能。第三部分为药理学实践应用能力训练，为进一步拓宽学生的就业面，培养学生独立思考、独立分析和解决问题的能力，提高学生的可持续发展能力，我们安排了处方分析、药品说明书的阅读、设计性实验的基础知识、合理用药和药学咨询服务等内容。此外，书末还设置了附录，重点介绍了计算机生物信号采集处理系统的特点、功能和使用方法，药理学常用生理溶液的成分和配制，脱毛剂、抗凝剂的配制和用法等。

本教材是在全体编写人员的共同努力下完成的，尽管在此过程中付出了大量的艰辛和劳动，但限于我们水平有限，加之编写时间仓促，不足之处在所难免。恳请广大读者在使用过程中不吝批评指正，便于今后改正和修订。

编　者

2008年3月

目　　录

第一章　药理学实验的基础知识和基本技术

第一节　药理学实验的目的和要求

一、药理学实验的目的

药理学是一门实验性的科学，通过实验要达到的目的是：

（1）使学生逐步掌握药理学实验的基本操作技术，了解药理学实验设计的基本原则，进一步了解获得药理学知识的科学途径，验证和巩固药理学中的某些基本理论，更牢固地掌握药理学的基本概念和基础知识。

（2）在对学生进行实验技能训练的同时，逐步提高学生发现问题、分析问题和独立解决问题的能力。

（3）在实验过程中，逐步培养学生对科学工作的严肃的态度、严格的要求、严密的方法和严谨的作风。

二、药理学实验的要求

1．实验前

（1）要求学生必须仔细预习实验指导书，了解实验的目的和要求、基本原理和操作步骤。写出预习报告。

（2）结合实验内容，学生应复习有关理论，了解所用药物的药理作用，预测其在实验过程中可能出现的结果，以便提高实验过程中的主动性和效率，并进一步巩固有关理论知识。

2．实验时

（1）要求学生认真听实验指导教师的讲解，注意观察示教操作的演示，特别要注意教师指出的实验过程中的注意事项。

（2）按照实验指导上的步骤认真、仔细地进行各项操作，观察实验过程中出现的各种现象，如实记录药物反应的出现时间及各种表现，并对各种现象结合课堂理论教学内容进行分析和思考。

（3）爱护仪器与实验动物，注意节约实验材料。

（4）保持实验室安静，不嬉笑，不高声说话。

（5）保持清洁卫生，随时清除污物。

3．实验后

（1）清洗、擦干、清点实验用手术器材，并放回原处，如发现器材和设备损坏或缺少，应报告实验指导老师，登记备案。

(2) 打扫实验室，清洁实验台，保持室内卫生，并关好门、窗、水、电。

(3) 妥善处理实验动物，存活或死亡的动物放于指定地点，注意取下连在动物或器官上的器械和装置。

(4) 整理实验记录，认真书写并及时交实验报告。

三、药理学实验报告的书写

实验报告的书写是药理学实验课的一项重要的基本技能训练，它不仅是对每次实验的总结，更重要的是可以初步培养和训练学生的综合分析能力和文字表达能力。实验报告要求结构完整，条理分明，用词规范，文字简练，语句通顺。药理学实验报告一般包括下列内容：

(1) 注明组别、日期。

(2) 实验序号和题目。

(3) 实验目的和原理。

(4) 实验仪器和药品。

(5) 实验动物。

(6) 实验方法。

(7) 实验结果　实验结果是实验报告的重要组成部分，应将实验过程中所观察或记录到的现象真实地、正确地描述和说明，实验报告上一般只列经过归纳、整理的实验结果，但原始记录应予保存备查。

实验结果的显示有多种方法和形式，一般有以下三种方法：①文字描述法，根据实验目的将原始资料系统化、条理化，用准确的术语客观地描述实验现象和结果。②图表法，应用记录仪器描记出曲线图（如血压、肌张力等），使这些指标的变化趋势形象生动、直观明了。③数据表示法，实验结果以测定的数据表示，用表格或坐标图的方式使实验结果突出、清晰，便于相互比较。该法尤其适用于分组较多，且各组观察指标一致的实验，使组间异同一目了然。

(8) 分析讨论　讨论是根据相关的理论知识，对所得的实验结果进行分析和解释，并判断实验结果是否是预期的。如果所得的实验结果和预期的一致，那么它可以验证什么理论问题，有何意义；如果实验结果属于非预期的，应分析其可能的原因及以后实验中应注意的事项。

讨论是实验报告的核心部分，不要简单地复述课本上的理论，应根据自己的实验结果加以分析，提出创造性的见解和认识。另外，也可写一些实验的心得或提出一些问题或建议等。

(9) 结论　结论是从实验结果和讨论中归纳出的一般的概括性的判断，也就是对本实验所能说明的问题、验证的概念或理论的简要总结。结论的书写应简明扼要。未获证据的理论分析不能写入结论。

四、药理学实验室守则

（1）不得迟到、早退或随意缺席。特殊情况，应向指导教师请假。

（2）着装应整齐，外穿白大褂，不穿背心、短裤、拖鞋等。

（3）实验期间要保持安静，不做与实验无关的事情。严肃认真地进行实验操作，观察实验现象，做好实验记录。实验所得数据及实验记录，需经教师审核，否则不得结束实验。

（4）爱护公物，养成节约的良好习惯。实验动物按组领取，如需补充，需经指导教师同意。实验中不得私自将实验室的物品或实验动物带出实验室。

（5）实验前、后均应认真清点实验器材，如有实验器材缺少或损坏，及时向教师报告。实验完毕后，应将实验器材、用品收拾妥当，将手术器械擦洗干净，清点数量，放回原处，经核对无误后，方可离开实验室。

第二节　实验动物的基本技术

一、实验动物的特点和选择

药理学实验常用的动物有小白鼠、大白鼠、豚鼠、家兔、猫和犬，还有青蛙、蟾蜍等。由于各种实验的目的和观察的内容不同，对动物的选择也有不同。

1. 小白鼠

小白鼠是药理实验常用的一种动物，其繁殖力强，常用于需要动物数量较大的实验，如：药物的筛选、LD_{50}的测定、中枢神经系统药实验、抗炎免疫药实验，避孕药、抗肿瘤药以及抗衰老药实验等。

2. 大白鼠

大白鼠用途与小白鼠相似，常用作抗关节炎药物实验、血压测定、利胆药实验等。

3. 豚鼠

豚鼠对组胺很敏感，常用于抗过敏药实验，如平喘药和抗组胺药实验。

4. 家兔

家兔较驯服，便于静脉注射和灌胃，常用于心血管、中枢神经系统、利尿等方面的实验研究。其体温变化较敏感，可用作解热药实验及热原检查。雌兔常用作避孕药研究及观察药物对子宫的影响。

5. 犬

常用于慢性实验，如用手术做成胃瘘、肠瘘以观察药物对胃肠蠕动和分泌的影响，还可用于观察药物对冠状动脉血流的影响、利尿药实验以及慢性毒性实验等。

6. 青蛙和蟾蜍

其心脏在离体的情况下能有节律地跳动，常用于观察药物对心脏作用的实验。

二、实验动物的性别辨认

1. 小白鼠和大白鼠

雄鼠的尿道口与肛门距离远，且有被毛，有时可见睾丸露出，符号以“♂”表示。雌鼠尿道口与肛门则较靠近，且无被毛，符号以“♀”表示。成熟雌鼠的腹部可见乳头。

2. 家兔

雄兔可见阴囊，两侧各有一个睾丸，用拇指和示指按压生殖器部位，雄兔可露出阴茎，雌兔的腹部可见乳头。

三、实验动物的标记

在动物实验时，常常需要编号分组，将动物做上不同的标记加以区别。标记的方法很多，常用的编号标记方法有染色法、挂牌法、剪毛法和烙印法。家兔等较大动物可用特制的号码牌固定于耳上，而小动物则常用染色法。染色法是药理学实验中最常用的方法，通常用化学试剂涂染动物背部或四肢一定部位的皮毛，代表一定的编号。常用染色的化学试剂有：黄色：3% ~5% 苦味酸溶液；咖啡色：20% 硝酸银溶液；红色：0.5% 中性红或品红溶液；黑色：煤焦油的乙醇溶液。

1 ~10 号标记法：编号的原则是先左后右，从前到后标记 1 ~9 号，第 10 号不做标记（图 1 –1）。

10 ~100 号标记法：在上述编号的同一部位，用各种不同颜色的化学试剂着色，就可代表相应的十位数，例如涂上黄色的苦味酸代表 1 ~10 号，涂上红色的中性红代表 11 ~20 号，涂上咖啡色的硝酸银代表 21 ~30 号，以此类推。

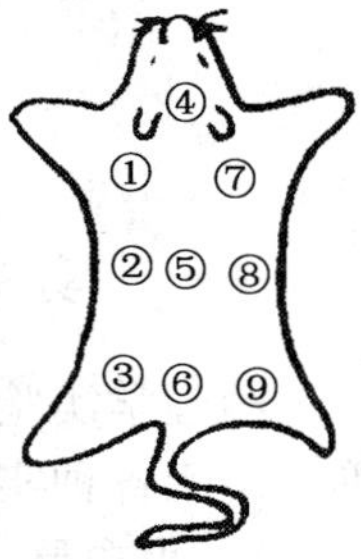

图 1 –1 大鼠、小鼠标记法

四、实验动物的捉拿和给药途径

（一）实验动物的捉拿

1. 小白鼠

以右手提起鼠尾，将鼠放在鼠笼盖或其他粗糙面上，轻向后拉鼠尾，在小鼠向前挣扎爬行时，用左手拇指和示指捏住其头颈部皮肤及双耳，将小鼠固定在掌中，使其腹部朝上，小指、无名指和掌心夹住其背部皮肤及尾部（图 1 –2）。

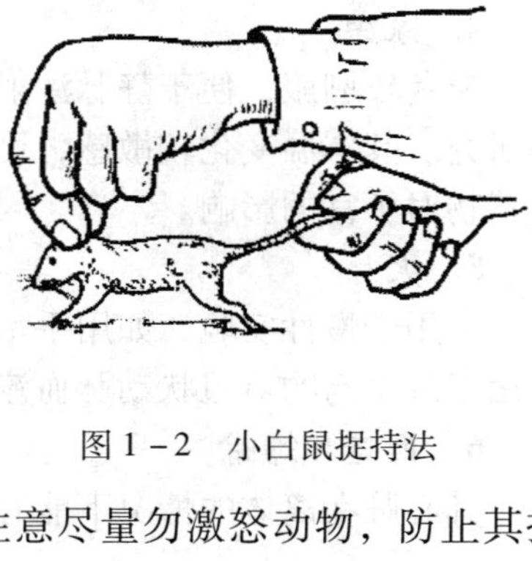
图 1 –2 小白鼠捉持法

2. 大白鼠

用右手拎着鼠尾，放于一粗糙面上，左手以厚布盖着鼠背或戴上帆布手套。用五指紧捏住鼠颈背部皮肤，使其背位固定在掌心上（熟练者无需用布或手套，但需注意尽量勿激怒动物，防止其挣扎咬人）。

3. 蟾蜍（或青蛙）

左手握持，示指和中指夹蟾蜍的左前肢，拇指压住右前肢，将两下肢拉直，用无名指和小指压住（图1-3）。

4. 家兔

右手握住兔颈背皮肤轻轻提起，再以左手托住其臂部，使兔呈坐位姿势。家兔比较驯服，不会咬人，但脚爪较尖，应避免家兔挣扎时抓伤皮肤（图1-4）。

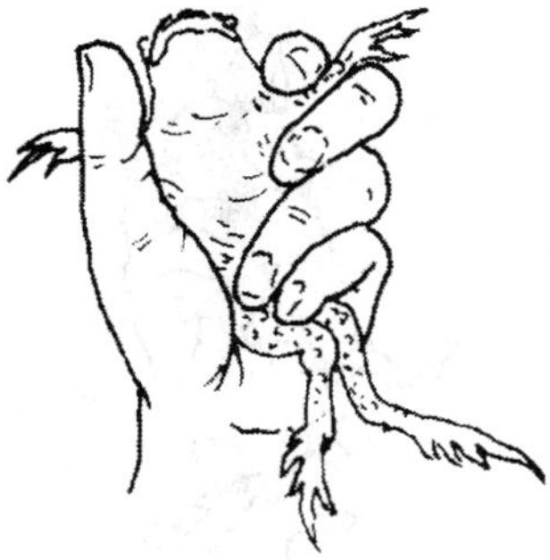

图1-3　蟾蜍的捉持法

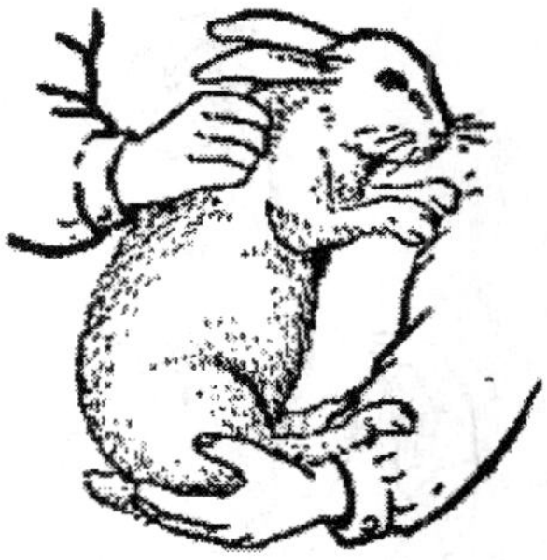

图1-4　家兔的捉持法

5. 豚鼠

豚鼠性情温和，但胆小易惊，因此抓取时应快、稳。先用手掌扣住鼠背，以拇指和中指从豚鼠背部伸入腋下环握，另一只手托其臀部即可（图1-5）。

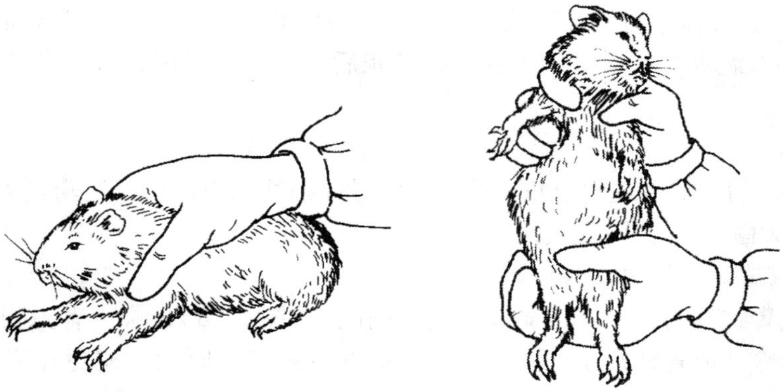

图1-5　豚鼠捉持法

（二）实验动物的给药途径

1. 小白鼠灌胃给药

用左手捉持小白鼠（方法见前），将颈部拉直，右手持装有灌胃针头的注射器，自口角插入口腔，沿上腭轻轻插入食管（将注射器随其吞咽动作通过咽喉下插2～2.5cm达胃部），然后注入药液。常用给药量为0.1～0.3ml/10g体重，不宜超过1ml/只（图1-6）。

2. 小白鼠腹腔注射给药

左手捉持小白鼠，右手持注射器（选用5号半或6号针头）约以10°角从下腹部刺入皮下，然后再以45°角刺入腹腔，注入药液，穿刺部位不宜太高，否则药液注入胸腔。常用给药量为0.1～0.2ml/10g体重，不宜超过1ml/只（图1－7）。

3. 小白鼠皮下注射给药

用左手捉持小白鼠，右手持注射器（选用5号半或6号针头）约以10°角刺入前肢腋部或颈背部皮下，常用给药量为0.1～0.3ml/10g体重。注后，皮下可见一隆起小包，然后针头稍向后退出一段再顺时针转动针尖拨出，以防漏药。

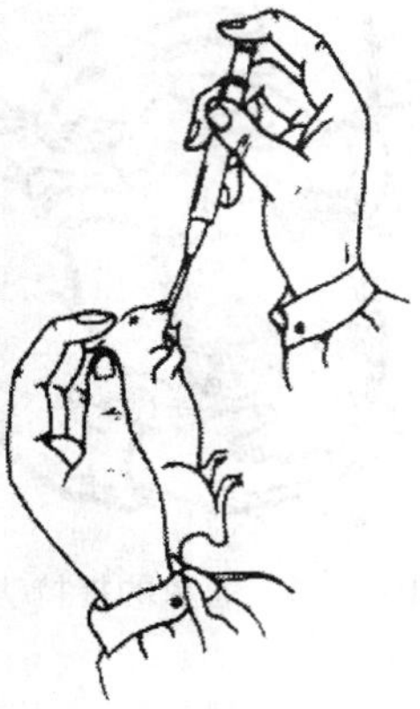

图1－6 小白鼠灌胃法

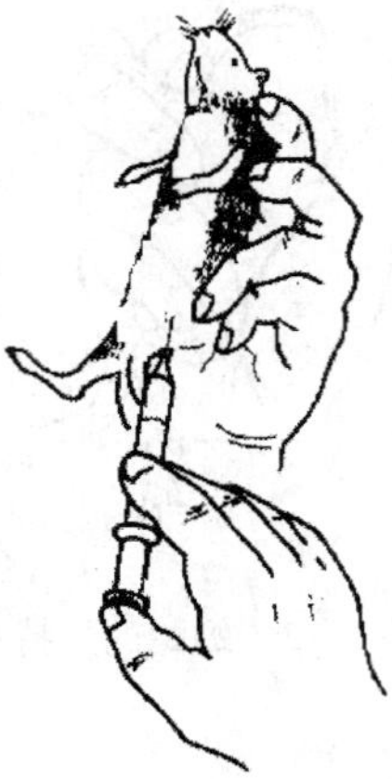

图1－7 小白鼠腹腔注射法

4. 小白鼠静脉注射给药

将小鼠用固定器固定后，使尾巴露在外面，用70%～75%乙醇棉球擦尾部，或将鼠尾浸入45～50℃温水中，待尾部两侧静脉扩张后，左手拉鼠尾，右手进针。常用给药量不超过0.5ml/只。

5. 大白鼠

大白鼠的灌胃、腹腔注射、皮下注射、静脉注射均同小白鼠，给药量为小白鼠的2～3倍。此外，大白鼠尚可舌下静脉给药。

6. 蟾蜍（或青蛙）淋巴囊注射

蟾蜍（或青蛙）有数个淋巴囊（由膈膜隔成）（图1－8），常用者为胸淋巴囊和腹淋巴囊。由于蟾蜍（或青蛙）皮肤缺乏弹性，故在注射药液时为了避免在拔针后药液由针孔溢出，则进行时需通过淋巴膈（即由一淋巴囊注入到另一淋巴囊内）。注入药液量一般为0.25～0.5ml/只。

7. 兔耳静脉给药

将兔固定于兔箱内，拔去耳背面外侧静脉注射处毛（便于辨认静脉），再用乙醇棉球涂擦，使局部血管扩张，然后用左手拇指和中指捏住耳尖部，示指垫在兔耳注射处的下面，右手持注射器（选用5号半或6号针头），先从耳尖端开始注射，约以5°角刺入，刺入后用左手拇指、示指及中指捏住针头接头处及兔耳加以固定，以防兔突然挣扎致使针尖脱出血管，右手推动注射器活塞柄，如无阻力并见血管立即变白，则说明针头在血管内，可推入药液。注射时注意不能有气泡注入。常用给药量为10ml以下（等渗溶液可达10ml以上），针头拔出时需用棉球压住注射部位以防出血（图1－9、图1－10）。

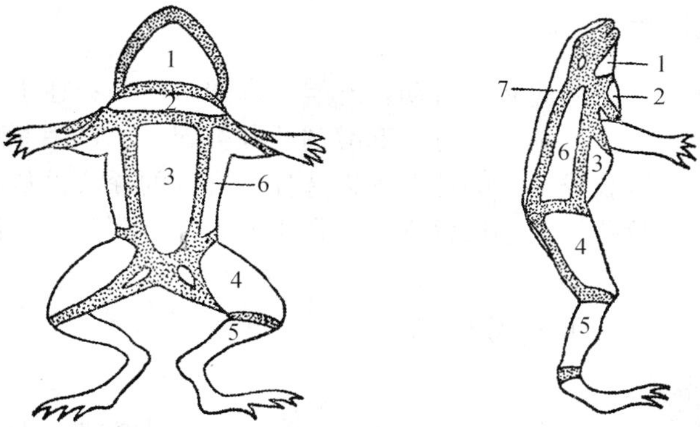

图 1－8　蛙的皮下淋巴囊

1. 颌下囊；2. 胸囊；3. 腹囊；4. 股囊；5. 胫囊；6. 侧囊；7. 头背囊。

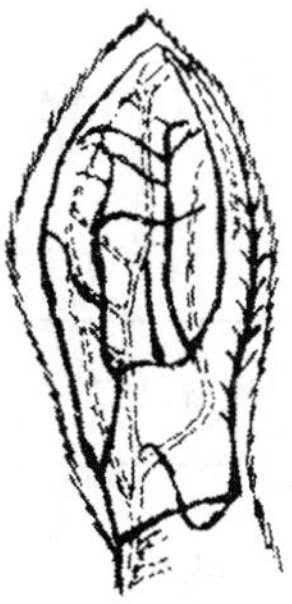

图 1－9　兔耳血管

黑实线表示静脉；中空线表示动脉。

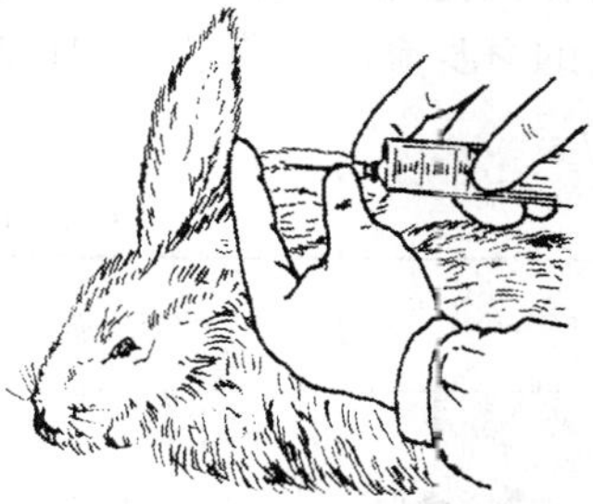

图 1－10　兔耳静脉注射法

8. 兔灌胃给药

将兔固定于兔箱内，用开口器横插于口腔内并向内上方转动直至兔舌被压出为止，然后将导尿管从开口器中的小孔插入口内，沿上腭后壁轻轻的送入食管 15～20cm 左右，即达胃部。为防插入气管，可将导尿管的外端浸入水内，观察有无气泡放出，无气泡方能注入药液，药液推完后再注入 4～5ml 水或少许空气，目的是将导管内药液全部推至胃中，然后紧捏导管迅速拔出。给药量为 10ml/kg 体重（图 1－11）。

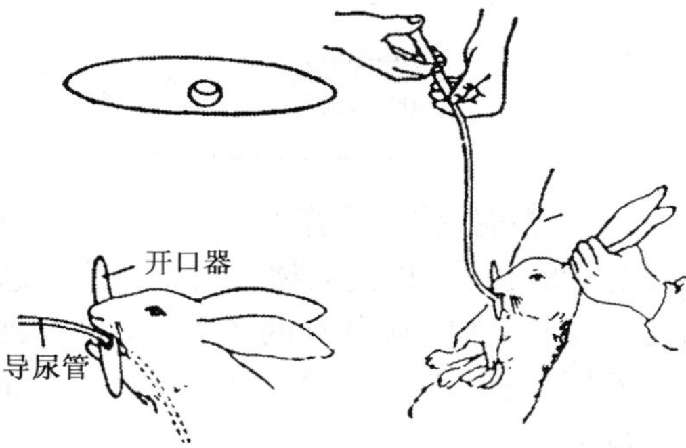

图 1－11　家兔灌胃法

五、实验动物的麻醉方法

在给实验动物施行手术之前必须将动物麻醉。麻醉可使动物在手术或实验过程中减少痛苦，保持安静，保证实验的顺利进行。麻醉剂的种类繁多，作用原理不尽相同。应用时需根据动物的种类以及实验或手术的性质加以选择。麻醉的深浅可从呼吸、某些反射的消失、肌肉的紧张程度和瞳孔的大小加以判断。常用的方法有刺激角膜以观察角膜反射，夹捏皮肤或肌肉以观察其反应等。

（一）常用麻醉药的种类及用法

1. 常用的局部麻醉药

常用的局部麻醉药有普鲁卡因和利多卡因。普鲁卡因毒性小、见效快，常用其0.5% ~1.0%溶液做局部浸润麻醉。利多卡因见效快、组织穿透性好，常用其1% ~2%溶液做大动物的神经干阻滞麻醉，也可用其0.25% ~0.5%溶液做局部浸润麻醉。

2. 常用的全身麻醉药

常用的全身麻醉药有乙醚、巴比妥类、氨基甲酸乙酯等。常用麻醉药物的剂量和用法见表1－1。

表1－1 常用麻醉药物的剂量和用法

麻醉药	动物	给药途径	给药剂量（mg/kg体重）	药物浓度	维持时间	备注
乙醚	各种动物	吸入	适量		较短	对呼吸道黏膜有刺激，可用阿托品皮下或肌内注射预防
戊巴比妥钠	犬、猫、兔 鼠类	静脉、腹腔 腹腔	30 40	3%	2 ~4h	麻醉较平稳，持续时间适中，过量时可用咖啡因解救
氨基甲酸乙酯（乌拉坦）	犬、猫、兔 鼠类 蛙类	静脉、腹腔 腹腔 皮下淋巴囊	1000 1000 2000	20% ~25%	2 ~4h	易溶于水，应用安全，毒性小，更适用于小动物麻醉
硫喷妥钠	犬、猫、兔	静脉、腹腔	25 ~50	2%	15 ~30min	麻醉力强，注射宜慢，作用时间短
苯巴比妥钠	犬、猫 兔	静脉、腹腔 腹腔	80 ~100 100 ~150	10%	24 ~72h	诱导期长，深度不宜控制，不适合用作血压实验

麻醉药在静脉注射时，切不可将按体重计算出的用量匆忙进行注射，一般开始给药时的速度可略快些，即先给予总量的1/3，以使动物能快速、顺利地度过兴奋期；后2/3的剂量给入速度要缓慢，且密切观察动物生命体征的变化，如已达到所需麻醉的效果，即可停止给药，余下的麻醉药可不用，避免麻醉过深，抑制呼吸中枢而导致动物死亡。

（二）麻醉药的给药途径

挥发性麻醉药通常采用吸入麻醉。非挥发性麻醉药的给药途径主要有静脉注射、腹腔注射、肌内注射、皮下注射等。

六、实验标本的采集

（一）采血

1. 小白鼠和大白鼠

（1）剪尾采血　将鼠固定露出鼠尾，用手揉搓或用温水（45～50℃）浸泡鼠尾数分钟，或用乙醇棉球涂擦鼠尾，使其血管充盈。用剪刀剪去尾尖（小白鼠1～2mm，大白鼠5～10mm）后，即流出血液。采血结束后，伤口应消毒并压迫止血。此法每只鼠可采血10次以上，小白鼠每次可取血约0.1ml，大白鼠可达0.3～0.5ml。

（2）眼眶后静脉丛采血　用左手拇指及示指抓住鼠两耳之间的皮肤使鼠固定，并轻压颈部两侧，使眼球充分外突，眼眶后静脉丛充血。右手持毛细采血管，以45°角刺入内眼角与眼球之间，轻轻向眼底方向刺入，当感到有阻力时即停止，旋转采血管以切开静脉丛，把采血管取水平位，稍加吸引，血液即流入吸管。采血后，将采血管拔出，同时放松左手使出血停止。小白鼠一次可采血0.2～0.3ml，大白鼠可采血0.5ml。

（3）摘眼球采血　此法常用于鼠类大量一次性采血。用左手固定动物，压迫眼球，使眼球尽量突出，右手用镊子或止血钳迅速摘除眼球，眼眶内即流出血液。

（4）颈（股）静脉或颈（股）动脉采血　将鼠麻醉后背位固定于手术台上，剪去一侧颈部外侧的被毛，做颈静脉或颈动脉分离术，用注射器沿血管水平方向刺入，抽出所需血量。大白鼠多采用股静脉或股动脉采血。

2. 兔

（1）耳缘静脉采血　先将兔固定，拔去耳缘静脉局部的被毛，消毒，用针头刺耳缘静脉末端或用刀片割破耳缘即可。采少量血时可用此法，一次可采血5～10ml，可多次重复使用。

（2）心脏采血法　将兔麻醉后背位固定，剪去心前区的被毛，消毒，选择心跳最明显处穿刺，一般在第3肋间隙，胸骨左缘3mm处垂直刺入心脏。由于心脏的搏动，血液可自动进入注射器。注意：切不可使针头在胸腔内左右摆动，以免弄伤心、肺。心脏采血6～7天后，可以重复进行，每次可采血20～25ml。

此外，还可采用兔耳中动脉、颈（股）静脉或股动脉、颈总动脉采血。

（二）尿液的采集

1. 代谢笼法

此法较常用，适用于大白鼠和小白鼠。代谢笼是能将尿液和粪便通过分离漏斗分开而达到收集动物尿液目的的一种特殊装置。由于大、小白鼠尿量较少，操作中的损失和蒸发，各鼠膀胱排空不一致等原因，都可造成较大的误差，因此一般需收集5h以上的尿液，最后取平均值。

2. 导尿法

此法常用于雄性兔、犬。动物轻度麻醉后，固定于手术台上，由尿道插入导尿管（导尿管顶端应用液体石蜡涂抹），可以采到无污染的尿液。

此外，还有输尿管插管法、膀胱插管法和穿刺膀胱等方法。

七、实验动物的处死方法

1. 颈椎脱臼法

此法常用于小白鼠。用右手抓住鼠尾，用力向后上方拉，左手拇指和示指按住小白鼠头的后部，用力下压，即可使颈椎脱臼，瞬间死亡。

2. 断头处死法

此法常用于蛙、蟾蜍、小白鼠和大白鼠。用剪刀在动物颈部将动物头部剪断，动物很快死亡。

3. 空气栓塞法

此法常用于犬、猫、兔等，向动物静脉内注入一定量的空气，使之发生栓塞而死。兔、猫等注入20～40ml空气，犬注入80～150ml空气即可致死。

第三节 实验数据的统计与处理

药理学实验所得数据一般都应经过统计学处理，以便通过分析样本，推断总体，透过偶然，找出规律。用较短的时间，较少的人力、物力，取得确切恰当的实验结论。

一、量反应资料的统计分析

（一）量反应资料的基本参数

量反应资料的基本参数包括均数（$\bar{x}$），标准差（S或SD），标准误（$S_{\bar{x}}$或SE），例数（n），变异系数（CV）等。

1. 均数（$\bar{x}$，arithmetic mean，样本平均数）

一组测量值的算术平均数，它反映这一组数据的平均水平或集中趋势。其计算公式为：

$$\bar{x} = \frac{x_1 + x_2 + \cdots + x_n}{n} = \frac{\sum x}{n}$$

2. 标准差（S，SD，standard deviation，样本标准差）

标准差是描述该组数据的离散程度的统计指标。其计算公式为：

$$S = \sqrt{\frac{\sum x^2 - (\sum x)^2/n}{n-1}}$$

在求得均数与标准差后，一般用均数±标准差（$\bar{x} \pm s$）联合表示集中趋向与离散程度。一般标准差愈大，表示各变量离均数愈远；反之，标准差愈小，则表示离均数愈近，离散程度愈低，偏差小，精密度高。

3. 标准误（$S_{\bar{x}}$，SE，standard error，均数的标准误）

标准误是表示样本均数间变异程度的指标。

$$S_{\bar{x}} = \frac{S}{\sqrt{n}} = \sqrt{\frac{\sum x^2 - (\sum x)^2/n}{n(n-1)}}$$

4. 变异系数（CV）

当两组数据单位不同或两均数相差较大时，不能直接用标准差比较其变异程度的大小，这时可用变异系数做比较。

$$CV = \frac{S}{\bar{x}}$$

CV可用小数或百分数表示。是一种相对离散度，既能反映实验数据的离散程度（S），又能代表集中趋向的正确程度（$\bar{x}$）。CV越小，表示数据的离散性越小，均数代表集中趋向的正确性越好。

（二）两个均数差别的显著性检验——t检验

t检验是用t值做显著性检验的统计方法。用于两组均数、LD_{50}、ED_{50}、回归系数、前后对比或配对对比的差数均数的显著性检验。

1. 两组均数比较的t检验

两组的量反应资料（n值相同或不同）用本法。

$$n' = n_1 + n_2 - 2 \qquad t = \frac{|\bar{x}_1 - \bar{x}_2|}{S_{\bar{x}_1 - \bar{x}_2}}$$

式中，n'为自由度；n_1与n_2分别为两样本所含变量值的个数；$S_{\bar{x}_1-\bar{x}_2}$为两均数相差的标准误，其计算公式为：

$$S_{\bar{x}_1 - \bar{x}_2} = \sqrt{S_c^2 \frac{n_1 + n_2}{n_1 n_2}}$$

$$S_c^2 = \sqrt{\frac{\sum x_1^2 - (\sum x_1)^2/n_1 + \sum x_2^2 - (\sum x_2)^2/n_2}{n_1 + n_2 - 2}}$$

式中，S_c^2为合并标准差的平方。为较方便地用计算器计算，可先求出两组平均数、标准差，按下式求S_c^2，便于进一步求出t值。

$$S_c^2 = \sqrt{\frac{(n_1 - 1)S_1^2 + (n_2 - 1)S_2^2}{n_1 + n_2 - 2}}$$

2. 自身前后比较（个别比较、配对比较）

实验结果用给药前后值或配对比较时用本法。

$$t = \frac{|\bar{x}|}{S_{\bar{x}}} \quad (n' = n - 1)$$

式中，$\bar{x}$为给药前后（或配对）值之差的均数；$S_{\bar{x}}$为给药前后数值之差的标准误。根据t值表中所列的t（n'）0.05与t（n'）0.01的值确定P值，t值越大，P值越小，统计学上越有显著意义。

二、质反应资料的统计分析

质反应资料又称定性资料，每一观察对象不能得到一个具体的数据，只能从性质上归属于某一类型。基本参数只有两种，即：例数（n）与出现率（P）。质反应资料的显著性检验方法主要有卡方检验等。

三、回归与相关

前面的资料均为单变量资料。对于双变量资料，选用的统计方法有直线相关、直线回归和曲线回归。如果两个变量 X、Y，其间存在密切的数量关系，就称为 X 与 Y 有相关关系（简称相关）。如果两个变量中，X 为自变量，Y 为因变量，则可以根据实验数据计算出从自变量 X 的值推算的函数关系，找出经验公式，此即回归分析。如果相关是直线相关，求算的经验公式是直线方程称为直线回归分析。而药理学中许多资料两个变量间不是直线关系而是曲线关系，这属于曲线回归问题。

统计分析的内容相当复杂，如欲了解具体细节，请参阅相关的专业书籍。

四、统计分析的计算机软件

目前，用于统计分析的计算机软件很多，如 Microsoft Excel、SPSS、SAS 等软件已广泛应用。药理实验中所使用的基于 Windows 平台的计算机生物信号分析处理系统能与其他 Windows 应用程序资源，如 Access、Excel、Word 等进行无缝对接，共享数据，使数据处理工作从复杂、大量的劳动中得到解放。

（樊一桥　林　桦）

第二章　药理学总论实验

实验一　不同剂量对药物作用的影响

【目的和原理】

1. 目的

观察不同剂量苯甲酸钠咖啡因对小鼠作用的影响。了解药物剂量与药物作用的关系。

2. 原理

药物剂量的大小决定血药浓度的高低，从而决定药理作用强弱。

【药品和器材】

1. 药品

0.5% 苯甲酸钠咖啡因注射液。

2. 器材

鼠笼，大烧杯，普通天平，1ml 注射器，秒表。

【实验动物】

小鼠 3 只（体重 18 ~ 22g）。

【方法和步骤】

取小鼠 3 只，分别称重、标记，将小鼠分别放入 3 个大烧杯中，观察小鼠正常时的活动情况。给各鼠分别腹腔注射不同剂量的 0.5% 苯甲酸钠咖啡因注射液：1 号鼠 0.1ml/10g 体重，2 号鼠 0.2ml/10g 体重，3 号鼠 0.4ml/10g 体重（1 号鼠 0.5mg/10g 体重，2 号鼠 1.0mg/10g 体重，3 号鼠 2.0mg/10g 体重）。将小鼠放入 3 个大烧杯中，密切观察及记录给药前后出现的反应，并记录出现反应的时间。

【实验结果】

比较 3 只小白鼠出现活动增加、竖尾、震颤、惊厥甚至死亡等反应的时间和程度，并将结果记录于表 2 - 1 中。

表 2-1 不同剂量的苯甲酸钠咖啡因对小鼠作用的影响

鼠号	体重（g）	给药量（ml/10g 体重）	潜伏期（s）	给药前表现	给药后表现	持续时间（s）
1						
2						
3						

【注意事项】

（1）药物必须注射到腹腔，给药量要准确。
（2）密切观察 3 只小白鼠用药前后出现的反应严重程度和发生快慢。

【分析与思考】

（1）分析不同给药剂量对药物效应的影响。
（2）药物量-效关系对于药物研究和临床用药有何重要意义?

【知识链接】

咖啡因为中枢兴奋药，可提高中枢神经系统功能，其作用强弱与药物剂量有关。随着用药剂量的增加，其作用强度和作用范围也相应扩大，过量时引起中枢神经系统广泛而强烈的兴奋，导致惊厥甚至死亡。

（张　虹）

实验二　不同给药途径对药物作用的影响

【目的和原理】

1. 目的

观察硫酸镁不同给药途径所产生的药理作用的区别。

2. 原理

给药途径不同，不仅影响到药物作用的快慢、强弱及维持时间的长短，有时还可改变药物作用的性质，产生不同的药理作用，如硫酸镁即为一典型药物。

【药品和器材】

1. 药品

250mg/ml 硫酸镁注射液。

2. 器材

灌胃管，兔开口器，兔固定箱，磅秤，秒表，5ml 注射器。

【实验动物】

家兔 3 只。

【方法和步骤】

取家兔 3 只，做不同记号，分别称其体重，观察各兔正常情况（呼吸、肌张力及大小便）。1 号兔给硫酸镁 250mg/kg 灌胃，2 号兔给硫酸镁 250mg/kg 深部肌内注射，3 号兔给硫酸镁 250mg/kg 耳缘静脉注射，观察各兔所出现的症状及症状发生的时间。

【实验结果】

比较各兔所出现四肢瘫痪、呼吸困难、排便等反应和时间，并将结果记录于表 2－2 中。

表 2－2　不同给药途径的硫酸镁对药物作用的影响

兔号	体重（kg）	给药量（mg/kg）	给药途径	给药前表现	潜伏期（s）	给药后表现
1						
2						
3						

【注意事项】

（1）耳缘静脉注射时防止药液外漏。
（2）静脉注射作用出现较快，注意观察与记录。

【分析与思考】

（1）分析给药途径不同对药物的作用有何影响。
（2）分析同一药物相同剂量以不同给药途径给药为什么会出现不同的药物反应。

【知识链接】

不同的给药途径可影响药物的作用。对大多数药物来说，给药途径不同，药效出现的快慢和药效的强弱不同。对少数药物来说，给药途径不同使得作用性质不同，如硫酸镁口服给药具有导泻和利胆作用，而注射给药则呈现抗惊厥和降压作用。

在临床用药时，应根据药物的制剂特点和病人的病情需要选择合适的给药途径。静脉给药起效迅速，适用于急症和危重病人的抢救；口服给药起效慢，但使用方便、安全，适用于大多数病人和药物。

（张 虹）

实验三　不同剂型对药物作用的影响

【目的和原理】

1．目的

观察不同剂型的戊巴比妥钠发生作用的差别，了解剂型对药物作用的影响。

2．原理

药物可制成各种不同剂型，如溶液、糖浆、片剂、胶囊、颗粒、注射液、气雾剂、栓剂等。不同剂型的药物崩解、溶解速率不同或在注射部位释放速度、扩散速度不同，吸收快慢、多少也就不同。

【药品和器材】

1．药品

0.25%戊巴比妥钠注射液，0.25%戊巴比妥钠胶浆液（含羧甲基纤维素钠4%），生理盐水。

2．器材

小鼠灌胃器（1 ml），玻璃钟罩，天平。

【实验动物】

小白鼠3只（体重18～22g）。

【方法和步骤】

取小鼠3只，分别称重、标记，观察各鼠正常情况。1号鼠灌0.25%戊巴比妥钠注射液0.1 ml/10g体重，2号鼠灌0.25%戊巴比妥钠胶浆液0.1 ml/10g体重，3号鼠灌生理盐水0.1 ml/10g体重。观察各鼠翻正反射消失时间。

【实验结果】

将实验结果记录于表2－3中。

表2－3　不同剂型的戊巴比妥钠对药物作用的影响

鼠号	体重（g）	给药前表现	翻正反射消失时间（s）
1			
2			
3			

【注意事项】

(1) 小鼠灌胃手法要正确，若遇阻力应退出后再插，以免刺破食管或误入气管，使动物致死。

(2) 提起小鼠尾巴，将小鼠腹部朝上放于台面上，小鼠立即翻正过来，说明翻正反射存在。

【分析与思考】

(1) 剂型对药物作用有何影响?

(2) 临床用药选择剂型的原则是什么?

【知识链接】

每种药物都有其适宜的剂型，通过不同途径给药以产生理想的药效。同种药物的剂型不同，其作用的快慢、强度、持续时间不同，其副作用、毒性也可不同。片剂、胶囊、口服液等均可口服给药，但药物崩解、溶解速率不同，吸收快慢、多少也就不同。如片剂和胶囊的崩解及药物的溶解是其限速步骤，减慢了吸收速度，一般口服液体制剂吸收快于胶囊、片剂。注射剂中水剂、乳剂、油剂在注射部位释放速度、扩散速度不同，药物的吸收情况和药效情况也有区别。油剂、乳剂较之片剂、胶囊吸收可能较快；比水溶液吸收慢，但作用持久。一般情况下，药物的溶解释放速率越快，扩散速率就越快，吸收越容易。因此，药物不同剂型，对药效的发挥有直接的影响，临床应用时应注意区分选择。

（张　虹）

实验四　药物的相互作用

【目的和原理】

1．目的

观察药物的相互作用，认识协同作用和拮抗作用。

2．原理

两种或两种以上的药物联合使用时，其中的某种药物受其他药物的影响会导致药效增强（可能出现毒性反应）或减弱。地西泮和戊巴比妥钠均为中枢抑制药，可产生镇静催眠、抗惊厥等作用，若联合用药可使药效增强。尼可刹米为中枢兴奋药，过量可导致惊厥甚至死亡，与地西泮联合用药可产生拮抗作用。

【药品和器材】

1．药品

0.1%地西泮注射液，0.25%戊巴比妥钠注射液，2%尼可刹米注射液。

2．器材

鼠笼，普通天平，1ml 注射器，秒表。

【实验动物】

小白鼠5只（体重18～22g）。

【方法和步骤】

取小鼠5只，分别称重、标记，观察各鼠正常情况。1号鼠腹腔注射0.1%地西泮注射液0.2ml/10g体重；2号鼠皮下注射0.25%戊巴比妥钠注射液0.2ml/10g体重；3号鼠先腹腔注射0.1%地西泮注射液0.2ml/10g体重，10min后再皮下注射0.25%戊巴比妥钠注射液0.2ml/10g体重；4号鼠皮下注射2%尼可刹米注射液0.2ml/10g体重；5号鼠先腹腔注射0.1%地西泮注射液0.2ml/10g体重，10min后再皮下注射2%尼可刹米注射液0.2ml/10g体重。

将小鼠分置于小鼠笼中，比较各鼠所出现的药物反应及最终结果，各反应发生的时间。

【实验结果】

将实验结果记录于表2－4中。

表 2-4 地西泮与戊巴比妥钠、尼可刹米的相互作用

鼠号	体重（g）	给药前表现	第一次给药		第二次给药		两药相互作用的类型
			药名及给药剂量	给药后反应及时间	药名及给药剂量	给药后反应及时间	
1							
2							
3							
4							
5							

【注意事项】

（1）给药剂量要准确，注意第一次和第二次给药的间隔时间。

（2）注意比较小鼠翻正反射消失时间及出现活动增加、竖尾、震颤、惊厥甚至死亡等反应的时间和程度。

【分析与思考】

（1）给小白鼠预先注射地西泮，对于戊巴比妥钠和尼可刹米的药理作用有何影响？

（2）联合用药可通过哪些方式发挥作用？引起几种后果？

【知识链接】

药物的相互作用（drug interaction）是指同时或先后使用两种或两种以上的药物时，其中的某种药物受其他药物的影响而导致药效增强（可能出现毒性反应）或减弱的现象。药物可在体外配制时，两种或两种以上的药物混合在一起可能会发生物理或化学反应，出现变色、混浊、沉淀、分解等现象，使得药效降低或产生不良反应；也可在体内通过药动学方面、药效学方面的相互影响发挥相互作用，直接导致药理作用增强或减弱，表现为协同作用（synergism）或拮抗作用（antagonism）。

由于临床上联合用药的现象比较普遍，因此应重视药物间的相互作用，保证合理用药。

（张 虹）

实验五　肝功能状态对药物作用的影响

【目的和原理】

1. 目的

学会肝功能受损的实验模型建立，观察肝功能受损时对戊巴比妥钠效应的影响。

2. 原理

四氯化碳能损害肝脏，导致肝功能不全，使戊巴比妥钠在肝脏的代谢减慢，从而增强了其作用强度，延长作用持续时间。

【药品和器材】

1. 药品

5% 四氯化碳油溶液，0.3% 戊巴比妥钠注射液。

2. 器材

普通天平，1ml 注射器，鼠笼。

【实验动物】

小白鼠 4 只（体重 18～22g）。

【方法和步骤】

在实验前 48h 先取小鼠 2 只，分别称重，皮下注射 5% 四氯化碳油溶液 0.1ml/10g 体重，建立肝功能受损的实验动物模型。实验时取注射过四氯化碳的小鼠和正常小鼠各 2 只，分别称重、标记，同样腹腔注射 0.3% 戊巴比妥钠注射液 0.15ml/10g 体重，分别观察各组小鼠的痛觉反应（以手掐鼠尾，如痛觉反应存在可有挣扎或竖尾反应）及翻正反射减弱或消失情况。

【实验结果】

分别观察并记录注射四氯化碳的小鼠与正常小鼠的痛觉反应消失时间及翻正反射减弱或消失出现的时间和恢复时间，并将结果记录于表 2－5 中。

表 2－5　肝功能状态对药物作用的影响

组别	兔号	体重（g）	给药量（ml/10g 体重）	痛觉反应消失时间（min）	翻正反射减弱或消失时间（min）	翻正反射恢复时间（min）
四氯化碳组	1					
	2					

续表

组别	兔号	体重（g）	给药量（ml/10g体重）	痛觉反应消失时间（min）	翻正反射减弱或消失时间（min）	翻正反射恢复时间（min）
正常组	3					
	4					

【注意事项】

（1）通过观察翻正反射了解小鼠的一般活动状况，如翻正反射减弱或消失说明小鼠的活动状况差。

（2）若室温在20℃以下，应给小鼠保暖，否则动物将因体温下降、代谢减慢而不易苏醒。

【分析与思考】

（1）为什么肝功能受损的小鼠，用戊巴比妥钠后麻醉时间延长？

（2）肝功能不全患者在临床用药时应注意哪些问题？

【知识链接】

肝脏是药物代谢的主要器官，大多数药物在肝脏代谢后其药理活性减弱或消失。当肝功能不全时药物代谢缓慢，血药浓度增高，使药物的作用加强，持续时间延长，并易引起中毒。

（张　虹）

实验六　药物半数致死量的测定

【目的和原理】

1．目的

学习动物的随机分组方法，了解药物半数致死量（LD_{50}）的测定方法、步骤及计算过程。

2．原理

LD_{50}测定的基本程序是将动物分成若干组，每组给予不同剂量，以各组动物死亡率为指标，用统计学方法计算出 LD_{50}。

【药品和器材】

1．药品

2%敌百虫溶液。

2．器材

普通天平，1ml 注射器，鼠笼，计算器。

【实验动物】

小鼠 60 只（体重 18～22g）。

【方法和步骤】

用 Kaerber 法。

1．探索剂量范围

取小鼠 10 只，随机分为 5 组，每组 2 只，按组分别腹腔注射不同浓度（按文献资料或经验定出。参考剂量：最小 3mg/10g 体重，最大 10mg/10g 体重）的敌百虫溶液，观察出现的症状并记录死亡数。找出引起 100%和 0%死亡率剂量的所在范围，即上限剂量（D_m）和下限剂量（D_n）。

2．确定组数（G）

可先称各小鼠体重，将体重相同小鼠放一笼，分别做好标记。将小鼠随机分成 5 组（一般 4～8 组），每组 10 只，使各组平均体重及性别分布尽可能一致。

3．确定给药剂量

在动物预实验找出的引起 0%及 100%死亡率剂量的范围内，按等比数列分成 5 个剂量组（一般 4～8 组）后，按下列公式计算各组剂量的公比（r）：

$$r = n-1\sqrt{LD_{100}/LD_0}$$

求得 r 后，计算各组剂量：$D_1 = D_n =$ 最小剂量；$D_2 = D_1 \times r$；$D_3 = D_2 \times r$；……；D_m = 最大剂量 $= D_{n-1} \times r$。

4. 配制药液

完成动物分组和剂量计算后，需配制等比稀释药液系列，以使每只小鼠给药容量相等，一般为 0.1～0.2ml/10g 体重。

5. 给药

每只小鼠平均按 0.2ml/10g 体重，分组腹腔注射给药。

6. 观察统计实验结果

给药后观察小鼠中毒表现，记录给药后 20min 内小鼠死亡数并计算每组死亡率。

（1）计算 LD_{50}

$$\lg LD_{50} = X_m - i(\sum P - 0.5)$$

$$LD_{50} = \lg^{-1}[X_m - i(\sum P - 0.5)]$$

式中，X_m：最大剂量的对数值；i：相邻两组剂量比值的对数（lgr，$r = D_2 : D_1$）；P：各组死亡率；$\sum P$：各组死亡率的总和。

（2）计算 LD_{50} 的 95% 可信限　LD_{50} 的 95% 可信限 $= \log^{-1}(\log LD_{50} \pm 1.96 \cdot S)$。

$$S = i\sqrt{\frac{\sum P - \sum P^2}{n-1}}$$

【实验结果】

将实验结果记录于表 2－6 中。

表 2－6　药物半数致死量的测定

组别	实验动物数（n）	给药量 D（mg/10g 体重）	对数剂量 X（lg$D$）	死亡鼠数（只）	死亡率 P	P^2
1						
2						
3						
4						
5						

【注意事项】

（1）本实验为定量实验，注射药量必须准确。给药后要仔细观察药物反应，但不可过多地翻动小鼠，以免影响实验结果。

（2）本方法要求各组实验动物数相等，相邻两剂量的比值应相等，一般为 1∶0.8～1∶0.7。

（3）要求各组动物的反应率大致符合常态分布，最大反应率为 100%，最小反应率为 0%，或至少反应率接近 100% 或 0%。

【分析与思考】

（1）LD_{50}、治疗指数的定义及与药物毒性的关系是什么？

（2）测定 LD_{50} 的意义和依据是什么？

【知识链接】

半数致死量（LD_{50}）是指给一定数量动物投药后，引起半数动物死亡的剂量。并以半数动物死亡为标准，作为测定药物急性毒性的指标。LD_{50} 的测定方法很多，较为常用的有改良寇氏法、简化概率单位法、序贯法、孙瑞元点斜法和 Bliss – Finney 法等。

计算机应用程序中的 Bliss – Finney 法，被认为是目前最精确的方法，受到我国《新药临床前毒理学研究指导原则》的推荐，计算相当复杂，应用计算机软件计算则简单易行：

（1）启动计算机，运行 BL – 410 程序，进入其数据处理选项，再进入半数致死量选项。

（2）一次输入各组剂量、动物总数、动物死亡数等相关数据。

（3）单击“计算”按钮计算 LD_{50} 等参数。

（张　虹）

第三章　传出神经系统实验

实验七　传出神经系统药物对家兔瞳孔的作用

【目的和原理】

1. 目的

观察药物的缩瞳和扩瞳作用。

2. 原理

瞳孔的大小取决于虹膜上的括约肌和开大肌的张力，前者受胆碱能神经支配，后者受肾上腺素能神经支配，凡能影响这两种神经或所支配的受体功能的药物，均能调节瞳孔的大小。

【药品和器材】

1. 药品

0.1%毛果芸香碱溶液，1%去氧肾上腺素（新福林）溶液，1%阿托品溶液。

2. 器材

瞳孔测量尺，兔固定箱。

【实验动物】

兔1只。

【方法和步骤】

将兔置于固定方向之光源下，先测定其正常瞳孔大小（直径mm），再将眼睑拉成杯状，并用手指按住鼻泪管，滴入下列药液：

左眼：滴0.1%毛果芸香碱3滴。

右眼：滴1%去氧肾上腺素溶液3滴。

给药后15min再测量两侧瞳孔大小，待作用出现后记录之，如果滴毛果芸香碱溶液的左眼瞳孔已缩小，于此眼的结膜囊内再滴入1%阿托品溶液3滴，右眼不再给药，观察瞳孔大小。

【实验结果】

记录结果并分析各种药物的作用。

【注意事项】

（1）药物滴入眼后，将下眼睑向上合拢，使眼球充分接触药液，注意勿使药液流出。让药液停留 1min 后放开下眼睑，用生理盐水冲洗去药液。

（2）每次测量瞳孔大小时，应在同样强度光线下。

【分析与思考】

滴入毛果芸香碱及阿托品后，瞳孔为何有不同的变化？如果将毛果芸香碱换成毒扁豆碱，结果会如何？为什么？

（付晓春）

实验八 传出神经系统药物对兔血压的作用

【目的和原理】

1. 目的

观察传出神经系统药物对兔动脉血压的影响以及药物之间的相互作用，分析药物对受体的作用。

2. 原理

传出神经系统药物通过作用于心脏和血管平滑肌上相应的受体产生心血管效应，导致动脉血压的变化。本实验通过观察肾上腺素能受体的激动药和拮抗药之间的相互作用，分析药物的作用机制。

【药品和器材】

1. 药品

0.1mg/ml 盐酸肾上腺素溶液，0.1mg/ml 重酒石酸去甲肾上腺素溶液，0.05mg/ml 硫酸异丙肾上腺素溶液，10mg/ml 甲磺酸酚妥拉明溶液，500U/ml 肝素溶液，20% 乌拉坦溶液。

2. 器材

手术台，手术器械，动脉插管，动脉夹，头皮针，气管插管，压力换能器，BL－410 生物信号记录分析系统，注射器，纱布，丝线，玻璃分针。

【实验动物】

兔（体重 2～3kg）1 只。

【方法和步骤】

麻醉、固定动物：取兔 1 只，称重后，以乌拉坦 5ml/kg 经头皮针由耳缘静脉注射麻醉，针头固定留置，换肝素注射器，头皮针内充满肝素，麻醉后仰卧位固定于手术台上。

1. 手术

（1）气管插管　剪去颈部毛，沿颈正中线切开皮肤 5～7cm，用止血钳沿颈正中线逐层分离皮下组织及肌肉，分离出气管，并做“⊥”形切口，插入气管插管并结扎固定。

（2）动脉插管　钝形分离一侧颈总动脉，注意不要损伤神经，将远心端用线结扎，近心端用动脉夹夹住，以阻断血流，结扎处与动脉夹之间的动脉长度愈长愈好，一般至少 3cm 左右，在此段血管下穿线一条，以备插管插入后结扎用。用眼科剪刀在尽可能靠近远心端结扎处剪一“V”形口，向心方向插入与压力换能器相连并充满肝素溶液的动脉插管，并用线结扎固定。

2. 描记血压变化图形

从耳缘静脉给药，依次观察下列拟肾上腺素药对血压的作用及 α 受体阻断药对其作用的影响：

（1）0.1mg/ml 盐酸肾上腺素溶液 10μg/kg（0.1ml/kg）。

（2）0.1mg/ml 重酒石酸去甲肾上腺素溶液 10μg/kg（0.1ml/kg）。

（3）0.05mg/ml 硫酸异丙肾上腺素溶液 5μg/kg（0.1ml/kg）。

（4）10mg/ml 甲磺酸酚妥拉明溶液 2mg/kg（0.2ml/kg），缓缓注入。

（5）5min 后，依次重复（1）、（2）、（3）。

【实验结果】

取下实验图，标记有关实验条件，分析图形变化原因；也可制定表格，将每次给药前后血压变化数值填入表中。

【注意事项】

给药剂量可随动物反应情况酌情增减。若选用大鼠，可用下列剂量：肾上腺素 30μg/kg；去甲肾上腺素 30μg/kg；异丙肾上腺素 7.5μg/kg；酚妥拉明 3mg/kg。

【分析与思考】

试分析肾上腺素、去甲肾上腺素、异丙肾上腺素分别作用于哪些受体以及相应的药理作用。

【知识链接】

1. BL－410 系统记录血压

（1）开机进入 BL－410 系统，依次选定“实验项目”、“循环实验”、“兔动脉血压调节”，打开动脉夹即可见少量血液冲入动脉插管，并随心搏而波动。

（2）调整时间常数 T，直流电变为交流电，适当调整增益 G，描记一段正常血压波形（以下操作中，不可再调整波形）。

（3）经头皮针由耳缘静脉注入 0.1mg/ml 盐酸肾上腺素溶液 0.1ml/kg，再推入肝素少许，点击屏幕左下角，特殊实验标记区下拉按钮，选中“肾上腺素”，将光标移到图形上，在注入肾上腺素的同时单击鼠标左键，做好标记，观察波形变化，待血压恢复正常。

（4）经耳缘静脉注入 0.05mg/ml 重酒石酸去甲肾上腺素溶液 0.1ml/kg，再推入肝素少许，并做标记，观察波形变化，待血压恢复正常。

（5）经耳缘静脉注入 0.05mg/ml 硫酸异丙肾上腺素溶液 0.1ml/kg，再推入肝素少许并做标记，观察波形变化，待血压恢复正常。

（6）经耳缘静脉注入 10mg/ml 甲磺酸酚妥拉明溶液 0.2ml/kg，再推入肝素少许并做标记。

（7）5min 后，重复（3）、（4）、（5）顺序同上。

2. 实验结束，剪辑打印

（1）图形剪辑 按“暂停”键，点击图形剪辑剪刀，移动光标至所需图形左上方，按住鼠标右键不放，拖出虚线框，框住所需图形，松开右键进入粘贴板，将图形放在所需位置，点击“返回”键，返回原始结果，重新点击图形剪辑剪刀，继续剪辑，最后打印出结果。

（2）数据剪辑 按“停止”键，给文件命新名并保存文件，点击存贮数据反演找到文件确定后重新显示，点击数据剪辑剪刀，此时当前通道上出现一条竖线，移动鼠标将该竖线移至所需剪辑数据的起始点，按下鼠标左键确定起始点，此时屏幕上出现另一条竖线，移动鼠标，将该竖线移至所需数据的终点，按下鼠标左键，然后再点击数据剪辑刀，继续剪辑，剪辑完毕，按“停止”键，再起另一新名保存剪辑文件，新文件自动连接你所剪下图形，点击存贮数据反演找到剪辑后文件名，重新显示，并打印结果。

（付晓春）

实验九　传出神经系统药物对离体豚鼠回肠的作用

【目的和原理】

1. 目的

观察乙酰胆碱、阿托品对肠管平滑肌的作用，并初步分析其作用原理。

2. 原理

M 受体是调节肠管平滑肌紧张度的优势受体，乙酰胆碱和阿托品竞争性地与胆碱受体结合。乙酰胆碱激动 M 受体，使肠平滑肌收缩。阿托品拮抗乙酰胆碱激动 M 受体所产生的效应，对胃肠平滑肌的作用表现为松弛，降低蠕动的幅度和频率。Ba^{2+} 与 Ca^{2+} 化学结构相似，可模拟 Ca^{2+} 的作用引起肠管平滑肌的收缩。它不作用于受体，而是直接作用于肠管，阿托品对此不能拮抗。

【药品和器材】

1. 药品

台氏液，0.1% 阿托品，0.1% 乙酰胆碱，1% 氯化钡溶液。

2. 器材

二道生理记录仪或 BL－410 生物信号记录分析系统，麦氏浴槽，超级恒温水浴，“L”形通气管，换能器，双凹夹，小剪刀，小镊子，温度计，1ml 注射器。

【实验动物】

豚鼠 1 只。

【方法和步骤】

取豚鼠 1 只，击毙后即解剖，取出回肠，用台氏液冲干净后，置台氏液中保养。实验时取肠管一段，长 1.0～1.5cm，置于盛有台氏液的培养皿中，在其两端对角壁处，分别穿线并打结。将两端分别悬于“L”形通气管及换能器并与二道生理记录仪相连，负荷约 0.5g，放入盛有 25ml 台氏液的麦氏浴槽中，保温（38 ± 0.5）℃。调节球胆连接管上的螺旋夹，依次由玻璃管通入气泡的速度为 2～3 个气泡/s。描记一段正常活动曲线，开始给药，观察指标为收缩张力和幅度。给药顺序：①加入乙酰胆碱（1∶1000）0.1ml，当肠管收缩明显时；②加入阿托品（1∶1000）0.1ml，当出现预期作用时；③重复给乙酰胆碱（1∶1000）0.1ml，更换浴槽中的台氏液 3 次，待基线稳定后；④加入 1% 氯化钡溶液 0.5ml，观察其作用，更换浴槽中的台氏液 3 次，待基线稳定后；⑤加入 0.1% 硫酸阿托品 0.1ml，接着加入 1% 氯化钡溶液 0.5ml，观察其作用。

【实验结果】

剪下肠管收缩曲线，分析比较其作用。

【注意事项】

（1）实验前的晚上禁食。解剖取出的回肠应用台氏液轻轻冲洗干净后，置台氏液中保养。冲洗时力不能过大，以免影响离体回肠功能。

（2）回肠位于小肠的末端，平滑肌层较薄、自律性较低，越靠近回盲部自律性越低、基线越平稳。

（3）悬挂肠段时，忌扎闭肠腔，否则会影响药物的作用强度。

（4）实验过程麦氏浴槽中的台氏液温度应保持在（38±0.5）℃。

（5）通入气泡的速度应恒定，不宜过快或过慢，避免人为误差。

（6）加药时用注射器将药物注入浴槽的玻璃管中，勿触动换能器之悬线，勿搅动管内台氏液，以免影响结果。

（7）应在上一个药物作用显出最大强度时，才加下一个药物。

【分析与思考】

用受体学说分析阿托品为什么能对抗乙酰胆碱对肠管的收缩作用？

【知识链接】

胆碱受体有 M 和 N 两种，当 M 受体兴奋时，表现为心率减慢，心肌收缩力减弱，血压下降，胃肠道平滑肌收缩，瞳孔缩小，唾液分泌增加，支气管平滑肌收缩等。已知典型的 M 受体阻断药阿托品等能阻滞上述作用。欲确定一个未知药是否作用于 M 胆碱受体，其作用性质是兴奋、抑制或阻断，可选离体豚鼠回肠、兔的瞳孔、兔的唾液腺分泌、大鼠或猫的血压、离体蛙心和离体兔右心房等实验，与已知药毛果芸香碱或阿托品对照，即可获得明确结论。

（付晓春）

实验十　有机磷农药中毒及解救

【目的和原理】

1. 目的

①观察有机磷酸酯类中毒症状和药物解救效果；②学习血液胆碱酯酶活力测定方法。

2. 原理

有机磷酸酯类是难逆性胆碱酯酶抑制剂，与胆碱酯酶牢固结合，使体内的乙酰胆碱堆积而中毒。M受体阻断剂阿托品和胆碱酯酶复活剂解磷定可通过不同机制解除有机磷酸酯类中毒。

【药品和器材】

1. 药品

5%美曲膦酯（敌百虫）溶液，0.1%阿托品溶液，2.5%碘解磷定溶液。

2. 试剂

（1）1/15mol/L磷酸缓冲液（pH值为7.2）　取磷酸氢二钠（$Na_2HPO_4 \cdot 12H_2O$，AR）16.72g、磷酸二氢钾（KH_2PO_4，AR）2.72g，用蒸馏水溶解后加至1000ml。若室温较高，应保存于冰箱内。

（2）碱性羟胺溶液　①1mol/L $NH_2OH \cdot HCl$溶液：称取$NH_2OH \cdot HCl$ 13.8g，加蒸馏水至100ml。室温20℃以上时，应保存于冰箱内。②3.5mol/L NaOH溶液：称取NaOH14.0g加蒸馏水至100 ml。使用前20min将①、②两种溶液等量混合。

（3）4N HCl溶液　量取比重1.18浓盐酸100ml加蒸馏水至200ml。

（4）10% $FeCl_3$　称取$FeCl_3$10g，加蒸馏水10ml左右，浓盐酸0.84ml，加温溶解后，加蒸馏水至100ml。

（5）底物　称取氯化乙酰胆碱100mg，先用5% $NaH_2PO_4$11ml溶液，配成0.05mol/L储备液保存于冰箱内，临用前用1/15mol/L磷酸缓冲液稀释10倍（0.005mol/L）。

3. 器材

兔固定箱，注射器，瞳孔尺，恒温水浴，721分光光度计，液体快速混合器。

【实验动物】

家兔3只。

【方法和步骤】

取家兔3只，以甲、乙、丙编号，称取体重，观察下列指标：活动情况，体态，呼吸情况（频率、幅度、是否困难），瞳孔大小，唾液分泌，大、小便，肌张力及有无肌震颤等。分别自家兔耳静脉注射5%美曲膦酯溶液1.6ml/kg（80mg/kg），观察上述指标的变化，待中毒现象明显时，甲兔立即耳静脉缓慢注射0.1%阿托品溶液1mg/kg（1ml/kg），乙兔立即耳静脉注射2.5%碘解磷定溶液3ml/kg（75mg/kg），丙兔即分别耳静脉注射0.1%阿托品溶液1 mg/kg及2.5%碘解磷定溶液3 ml/kg，继续观察家兔中毒症状有否改善。比较3只兔的症状改善及药物的解救效果有何不同，并在注射美曲膦酯前、中毒症状明显时（约30min）及用药后解救30min，分别从心脏采0.2ml血，加入盛有0.8ml磷酸缓冲液的试管中，按知识链接中所示方法测定3只兔血液胆碱酯酶活力抑制率。

【实验结果】

将实验结果填入表3-1中。

表3-1 有机磷农药中毒及解救

组别	体重	时间	活动情况	呼吸	瞳孔（mm）	唾液分泌	大、小便	肌张力	光密度	胆碱酯酶活力抑制率
甲		给药前								
		美曲膦酯后								
		阿托品后								
乙		给药前								
		美曲膦酯后								
		碘解磷定后								
丙		给药前								
		美曲膦酯后								
		阿托品和碘解磷定后								

【注意事项】

（1）测瞳孔大小时应光线适中，每次均于同一光亮下测。

（2）取血测酶活性时，血不宜太多或太少，应保温（30～50℃）20 min，并在同一光亮下判断酶活性。

【分析与思考】

（1）有机磷农药中毒的机制是什么？

（2）阿托品和碘解磷定为什么能抢救有机磷农药中毒？在临床上如何应用？

【知识链接】

胆碱酯酶活力抑制率的测定：

1. 原理

血液与定量的乙酰胆碱（ACh）保温时，血中胆碱酯酶（ChE）可使ACh逐渐水解，水解剩余的 ACh 与羟胺作用生成羟肟酸，后者在酸性条件下与 $FeCl_3$ 作用，生成红棕色羟肟酸铁络合物，其颜色深浅与剩余的 ACh 成正比，通过比色即可算出 ACh 的含量。根据剩余的 ACh 量可以判定酶活力的抑制情况。

2．步骤

按表 3－2 操作步骤进行，每加一种试剂均需充分摇匀，保温时间需严格控制。

用普通滤纸将上述溶液（按表 3－2 操作所得）过滤，于 5min 内在 721 分光光度计测定各管在 λ525nm 处的光密度（OD），以空白管调零。

注意：最终产物不稳定，室温越高，褪色越快，故加 $FeCl_3$ 后，要尽快比色。如不及时比色，可在加入碱性羟胺后置冰箱保存，比色前再加 HCl 及 $FeCl_3$。

3．计算

$$酶活力抑制率=\frac{正常\ ACh\ 被水解量-各测定管\ ACh\ 被水解量}{正常管\ ACh\ 被水解量}\times 100\%$$

$$=\frac{各测定管\ OD-正常管\ OD}{标准管\ OD-正常管\ OD}\times 100\%$$

表 3－2 胆碱酯酶活力抑制率测定的操作步骤

步骤＼管号	甲兔					乙兔					丙兔				
	空白	标准	正常	中毒	阿托品	空白	标准	正常	中毒	PAM	空白	标准	正常	中毒	PAM＋阿托品
含血缓冲液	－	－	1.0	1.0	1.0	－	－	1.0	1.0	1.0	－	－	1.0	1.0	1.0
缓冲液	1.0	－	－	－	－	1.0	－	－	－	－	1.0	－	－	－	－
37℃水浴保温 3min															
0.005M ACh 底物	－	1.0	1.0	1.0	1.0	－	1.0	1.0	1.0	1.0	－	1.0	1.0	1.0	1.0
37℃水浴保温 3min															
碱性羟胺溶液	4.0	4.0	4.0	4.0	4.0	4.0	4.0	4.0	4.0	4.0	4.0	4.0	4.0	4.0	4.0
充分振荡 2min															
含血缓冲液	1.0	1.0	－	－	－	1.0	1.0	－	－	－	1.0	1.0	－	－	－
4N HCl	2.0	2.0	2.0	2.0	2.0	2.0	2.0	2.0	2.0	2.0	2.0	2.0	2.0	2.0	2.0
充分振荡 2min															
10% $FeCl_3$	2.0	2.0	2.0	2.0	2.0	2.0	2.0	2.0	2.0	2.0	2.0	2.0	2.0	2.0	2.0

（付晓春）

第四章　中枢神经系统实验

实验十一　药物的抗惊厥作用

一、药物致惊厥法

【目的和原理】

1. 目的

观察地西泮的抗惊厥作用。

2. 原理

尼可刹米属于中枢兴奋药，过量可兴奋大脑和脊髓，引起惊厥。根据用药后能否抑制惊厥的发作，可筛选具有抗惊厥作用的药物。

【药品和器材】

1. 药品

0.5% 地西泮溶液，25% 尼可刹米溶液，生理盐水。

2. 器材

兔固定箱，婴儿秤，注射器。

【实验动物】

家兔 2 只。

【方法和步骤】

取家兔 2 只，称重，编号，分别由耳缘静脉注射 25% 尼可刹米溶液 0.5ml/kg，待出现强直性惊厥后（角弓反张），1 号家兔立即由耳缘静脉注射 0.5% 地西泮溶液 0.5ml/kg（25mg/kg），2 号家兔则由耳缘静脉注射等量生理盐水，记录两兔表现情况。

【实验结果】

将实验结果记录于表 4－1 中。

表 4－1　地西泮的抗惊厥作用

兔号	体重（kg）	药物与剂量	反应情况
1			
2			

【注意事项】

（1）实验中可仅用 1 只家兔，不用生理盐水对照，以节约动物。
（2）实验动物惊厥作用出现快，要事先准备好地西泮。
（3）有的动物地西泮一次注射量不够，可适当加量。

【分析与思考】

地西泮为什么能解救尼可刹米所致的惊厥？

二、电致惊厥法

【目的和原理】

1. 目的

观察苯巴比妥钠的抗惊厥作用。

2. 原理

应用药理生理多用仪在动物额面或眼球部位放置电极，以强电流通过电极，对脑部进行短时间刺激，诱发动物产生双后肢强直性惊厥。用苯巴比妥钠可观察到实验动物惊厥状态的变化，从而验证苯巴比妥钠的抗惊厥作用。

【药品和器材】

1. 药品

0.5% 苯巴比妥钠溶液，生理盐水。

2. 器材

药理生理实验多用仪，1ml 注射器，天平，鼠笼。

【实验动物】

小白鼠 2 只。

【方法和步骤】

将药理生理多用仪的后板开关拨向“电惊厥”方位，刺激电钮旋至“单次”，频率置于“8Hz”，电压调节旋钮移至 80V 左右，然后将输出导线插入刺激输出插座，将另一端鱼嘴夹用生理盐水浸润，一只夹在小白鼠两耳尖部，另一只夹在下颌皮肤上，接通电源，按下“启动”电钮，选能引起强直性惊厥（前肢屈曲，后肢伸直）状态的小白鼠，立即松手使启动电钮复原，记录惊厥用电参数。如未能产生强直性惊厥，可逐渐提高电压至100V，并将频率由8Hz转成4Hz，若仍无典型反应，则应弃去不用。用上法选取小白鼠2只，1号鼠腹腔注射0.5%苯巴比妥钠0.1ml/10g体重，2号鼠腹腔注射等容量生理盐水，30min后观察各鼠的活动情况，再以各鼠原电参数刺激，观察两鼠发生的反应。

【实验结果】

将实验结果记录于表4－2中。

表4－2 苯巴比妥钠的抗惊厥作用

鼠号	体重（g）	药物与剂量	通电参数	通电反应时间（药前）	通电反应时间（药后）
1					
2					

【注意事项】

（1）刺激所用电压可因动物个体差异有所不同，故应从小到大，选择适当强度。

（2）切勿将后板上的开关拨向“恒温”。

【分析与思考】

苯巴比妥钠抗惊厥作用的机制是什么？

【知识链接】

惊厥模型的制备方法：

1．电惊厥模型

可用YSD－4型药理生理实验多用仪，以耳电极（生理盐水浸润后）夹住动物双耳尖部，刺激参数：60周/s交流电，小鼠50V，0.25s；大鼠100V，0.5s；也可大鼠180V，小鼠用100V的交流电刺激0.3s；或小鼠25V，50mA，0.2s，引起动物强直性惊厥，以后肢强直性惊厥为实验观察最终指标。

2．化学物质致惊厥模型

（1）戊四氮惊厥模型　取17～22g小鼠，配0.5%的戊四氮溶液，皮下注射85mg/kg；腹腔注射100mg/kg；静脉注射50mg/kg。一般给戊四氮后几分钟内动物开始出现抽动，后肢阵挛，持续强直惊厥，以致死亡。一般以持续性惊厥动物发生时间作为戊四氮惊厥发作阈值。

（2）士的宁致惊厥模型　小鼠腹腔注射士的宁1.5mg/kg，可引起强直性惊厥。

（3）苯甲酸钠咖啡因致惊厥模型　小鼠皮下注射600mg/kg苯甲酸钠咖啡因，可引起全身阵挛性惊厥。

此外，还有听源性致惊厥模型等。

（田铁辉）

实验十二 氯丙嗪的降温作用

【目的和原理】

1. 目的

观察氯丙嗪的降温作用及作用特点。

2. 原理

实验用恒温动物给氯丙嗪后，其体温可随环境而变化。通过测定家兔体温的变化，了解氯丙嗪降温作用特点。

【药品和器材】

1. 药品

1%盐酸氯丙嗪溶液，生理盐水，苦味酸溶液，液体石蜡。

2. 器材

肛门体温计，兔固定箱，婴儿秤，注射器，冰袋。

【实验动物】

家兔3只。

【方法和步骤】

每次取家兔1只待安静后将兔臀部抬高，将肛表水银柱甩到35℃以下，末端涂液体石蜡少许，插入兔肛门约5cm。3min后取出，读数记入表4-3。选取体温在38.3～39.6℃的家兔3只，称重，编号，观察其正常活动。给甲、乙兔分别肌内注射1%盐酸氯丙嗪溶液1ml/kg（10mg/kg），丙兔肌内注射等量生理盐水。给药后立即在甲、丙兔腹股沟放置冰袋，分别于给药后20、40、60min各测体温1次记录于表4-3中。

【实验结果】

表4-3 氯丙嗪的降温作用

兔号	体重（kg）	药物及剂量	冰袋降温	给药前体温（℃）	给药后体温（℃）		
					20min	40min	60min
甲							
乙							
丙							

【注意事项】

（1）家兔最好在实验前24h就放置在准备实验的环境中，并分笼喂养，实验时室温需恒定。

（2）本实验也可用小白鼠代替家兔。

【分析与思考】

由以上结果讨论氯丙嗪降温作用的特点。

【知识链接】

氯丙嗪对下丘脑体温调节中枢有强的抑制作用，使体温调节失灵，可使恒温动物的体温随环境温度的变化而有所升降。

（田铁辉）

实验十三　氯丙嗪的安定作用及对基础代谢的影响

一、氯丙嗪的安定作用

【目的和原理】

1. 目的

观察氯丙嗪的安定作用。

2. 原理

应用药理生理多用仪及其附件激怒盒使小鼠出现激怒反应（两鼠竖立对峙、互相撕咬），通过测定给药前、后小鼠出现激怒反应的阈值电压，判断氯丙嗪具有安定作用。

【药品和器材】

1. 药品

0.1%盐酸氯丙嗪溶液，生理盐水，苦味酸溶液。

2. 器材

药理生理多用仪及其附件激怒盒，注射器，天平，鼠笼。

【实验动物】

小白鼠（异笼喂养，雄性）4只。

【方法和步骤】

取小鼠4只，称重、标记，随机分为两组。每次取一组放入激怒刺激盒内，接通多用仪电源并打开电源开关，由小到大调节交流电压输出强度，至小鼠出现激怒反应为止（约35～60V）。记录两组小鼠出现激怒反应时的阈值电压（V）。然后一组小鼠腹腔注射0.1%盐酸氯丙嗪0.1ml/10g体重（10mg/kg），另一组小鼠腹腔注射等容量的生理盐水，给药后20min分别以给药前的电压刺激，观察两组小鼠给药前后反应的差异，记录于表4－4中。

【实验结果】

表4－4　氯丙嗪的安定作用

组别	鼠号	体重（g）	药物及剂量	激怒阈值电压（V）	激怒反应（给药前）	激怒反应（给药后）
1	1					
	2					

续表

组别	鼠号	体重（g）	药物及剂量	激怒阈值电压（V）	激怒反应（给药前）	激怒反应（给药后）
2	1					
	2					

【注意事项】

（1）药理生理多用仪后面板上的开关拨向激怒，而不能拨向恒温一边。

（2）刺激电压应从小到大，过低不引起激怒，过高易致小鼠逃避，同组小鼠用药前后应一致。

（3）每组小鼠体重不要相差太大，以异笼喂养，雄性为宜。

【分析与思考】

根据实验结果，说明氯丙嗪安定作用的特点与临床应用。

二、氯丙嗪对基础代谢的影响

【目的和原理】

1．目的

观察氯丙嗪对动物基础代谢的影响。

2．原理

将2只小鼠分别注射氯丙嗪和生理盐水后放入密闭磨口瓶中，由于氯丙嗪可提高小白鼠的耐缺氧能力，因此存活时间较长。

【药品和器材】

1．药品

0.1%盐酸氯丙嗪溶液，生理盐水，苦味酸溶液，凡士林。

2．器材

磨口瓶，秒表，1ml注射器，天平。

【实验动物】

小白鼠2只。

【方法和步骤】

取体重相似、性别相同的小鼠2只，称重、标记，甲鼠腹腔注射0.1%盐酸氯丙嗪0.15ml/10g体重（15mg/kg），乙鼠腹腔注射生理盐水0.15ml/10g体重。15min后分别放入磨口瓶中，并用凡士林涂抹瓶塞周围，密封，立即用秒表记录各鼠停止呼吸时间。

【实验结果】

将实验结果记录于表4-5中。

表4-5　氯丙嗪对小鼠耐缺氧能力的影响

鼠号	体重（g）	药物与剂量	存活时间（s）	存活时间延长百分率（%）
甲				
乙				

用下式计算存活时间延长百分率（%）：

$$存活时间延长百分率（\%）=\frac{给药组平均存活时间-对照组平均存活时间}{对照组平均存活时间}\times 100\%$$

【注意事项】

（1）磨口瓶用广口，且容积必须相同，加盖密封使之不漏气，瓶底可放钠石灰(15g)，易吸收二氧化碳与水汽。

（2）动物性别与体重的一致，可减少动物的差异性。

【分析与思考】

氯丙嗪对动物提高缺氧的耐受力与基础代谢有何关系？其在临床有何意义？

（田铁辉）

实验十四 药物的镇痛作用

一、扭体法

【目的和原理】

1. 目的

观察哌替啶、罗通定的镇痛作用，掌握扭体法镇痛实验方法。

2. 原理

腹膜有广泛的感觉神经分布，某些化学物质（酒石酸锑钾溶液、乙酸溶液等），注入小鼠腹腔可刺激腹膜引起持久的疼痛，致使小鼠产生“扭体”反应，表现为腹部两侧内凹、躯体扭曲、抬臀竖尾和后肢伸展。镇痛药减轻疼痛反应，可明显地减少“扭体”反应的发生。

【药品和器材】

1. 药品

生理盐水，0.2%哌替啶溶液，0.2%罗通定溶液，0.3%酒石酸锑钾溶液。

2. 器材

注射器，大烧杯，天平，鼠笼，苦味酸。

【实验动物】

小白鼠6只。

【方法和步骤】

取健康小白鼠6只，称重，随机分成3组，每组2只，观察各鼠活动情况后，第一组腹腔注射0.2 %哌替啶溶液0.1ml/10g体重，第二组腹腔注射0.2 %罗通定溶液0.1ml/10g体重，第三组腹腔注射生理盐水0.1ml/10g体重。给药30min后，各鼠分别腹腔注射0.3 % 酒石酸锑钾0.3ml/只，观察10min内产生“扭体”反应的动物数。

【实验结果】

将实验结果记录于表4－6中。

表 4-6 扭体法观察哌替啶与罗通定的镇痛作用

组别	鼠号	药物及剂量	扭体反应鼠数	无扭体反应鼠数
1				
2				
3				

汇总全实验室的实验结果，计算药物镇痛百分率：

$$药物镇痛百分率(\%)=\frac{实验组无扭体反应的动物数-对照组无扭体反应的动物数}{对照组扭体反应的动物数}\times 100\%$$

【注意事项】

（1）酒石酸锑钾宜用时新配，久置可使作用减弱。亦可用0.6%乙酸代替。

（2）结果可以班统计，当给药组比对照组的扭体发生率减少50%以上时，才能认为有镇痛效力。

二、热板法

【目的和原理】

1. 目的

学习热板法筛选镇痛药的方法，观察哌替啶和罗通定的镇痛作用。

2. 原理

小鼠的足底无毛，皮肤裸露，将小鼠置于温度为（55±0.5）℃的热板上可产生疼痛反应，表现为舔后足、踢后腿等现象。通过测定小鼠痛阈（出现疼痛反应即舔后足时间），比较实验组与对照组小鼠痛阈的差异，判定药物有无镇痛作用。

【药品和器材】

1. 药品

0.2%哌替啶溶液，0.2%罗通定溶液，生理盐水。

2. 器材

1ml注射器，鼠笼，天平，水浴锅，烧杯，秒表。

【实验动物】

小白鼠（雌性）。

【方法和步骤】

（1）将电热恒温水浴锅内加适量水，接通电源使之加热。水浴上部放置一个大烧杯，使之温度恒定于55℃±0.5℃。

（2）取小鼠数只，依次放入烧杯内，立即用秒表记录自放入烧杯至出现舔后足所需的时间（s）。凡在30s内不舔足或逃避者弃置不用。取筛选合格的小鼠6只，随机分为3组，各鼠编号后重复测其正常痛阈值1次，将所测2次正常痛阈平均值作为该鼠给药前痛阈值。

（3）第1组腹腔注射0.2%哌替啶溶液0.1ml/10g体重，第2组腹腔注射0.2%罗通定溶液0.1ml/10g体重，第3组腹腔注射生理盐水0.1ml/10g体重作为对照。给药后15min、30min后各测小鼠痛阈值2次，将所测2次正常痛阈平均值作为该鼠给药后痛阈值。若放入烧杯内60s仍无反应，应将小鼠取出，痛阈值以60s计。

【实验结果】

将实验结果记录于表4－7中。

表4－7 热板法观察哌替啶与罗通定的镇痛作用

组别	动物数	给药前平均痛阈值（s）	给药后平均痛阈值（s）		痛阈提高（%）	
			15min	30min	15min	30min
1	2					
2	2					
3	2					

计算不同时间的痛阈提高百分率：

$$痛阈提高百分率（\%）=\frac{用药后平均痛阈值-用药前平均痛阈值}{用药前平均痛阈值}\times 100\%$$

【注意事项】

（1）小鼠以雌性为好，因雄性小鼠受热后阴囊松弛触及热板，易致过敏反应。

（2）室温对本实验有一定影响，以15～20℃为宜。室温过低小鼠反应迟钝，过高则小鼠过于敏感易引起跳跃，影响结果的准确性。

（3）正常小鼠放入热板后易出现不安、举前肢、舔前足、踢后肢等现象，这些动作不能作为疼痛指标，只有舔后足才作为疼痛指标。

【分析与思考】

吗啡类镇痛药与解热镇痛药的作用机制有何不同？

（田铁辉）

实验十五　尼可刹米对抗吗啡抑制呼吸的作用

【目的和原理】

1. 目的

观察尼可刹米对吗啡中毒时抑制呼吸的解救作用。

2. 原理

吗啡可以抑制呼吸中枢，降低呼吸中枢对血液中的 CO_2 的敏感性，使呼吸频率减慢，严重时可以引起呼吸衰竭甚至死亡。而尼可刹米通过兴奋延髓的呼吸中枢及兴奋外周的化学感受器，提高呼吸中枢对 CO_2 的敏感性，而使呼吸加深、加快，可用于吗啡引起的中枢性呼吸抑制。

【药品和器材】

1. 药品

1%的吗啡溶液，2.5%的尼可刹米溶液。

2. 器材

兔固定箱，婴儿秤，兔口罩，橡皮管，呼吸容量瓶，换气瓶，双向“T”形管，2ml 注射器，铁支架，双凹夹，胶布。

【实验动物】

家兔1只。

【方法和步骤】

取家兔1只，称重，置于兔固定箱内，将连有橡皮管的口罩罩住其鼻部，通过橡皮管与换气瓶上的双向“T”形管相连，另一端与呼吸容量瓶相连，呼吸容量瓶倒置于盛有浅红色水的面盆中。由兔耳缘静脉缓慢注射1%吗啡溶液 0.5 ~ 1ml/kg（50 ~ 100mg/kg），待呼吸抑制明显后，再由耳缘静脉注射2.5%尼可刹米溶液 2ml/kg（50mg/kg），将观察到的变化记录于表4-8中。

【实验结果】

表4-8　尼可刹米对抗吗啡抑制呼吸的作用

动物	体重（g）	正常状态	给吗啡后	给尼可刹米后

【注意事项】

（1）先测 15s 呼吸容量瓶中上升的气泡数（呼吸频率）及排水量（呼吸深度），连续 3 次，取平均值。

（2）吗啡注射速度应缓慢，以控制其出现潮式呼吸为止。如上述剂量不足时可适当增加。

（3）尼可刹米注射不宜过快，否则易引起惊厥。

【分析与思考】

各种中枢兴奋药兴奋呼吸作用的机制有什么不同？临床如何选择应用？

（田铁辉）

实验十六　硫酸镁过量中毒的解救

【目的和原理】

1．目的

观察硫酸镁过量中毒时的症状及钙盐的解毒效应。

2．原理

硫酸镁过量可引起镁中毒导致呼吸减慢、肌腱反射消失、血压下降。钙能促进运动神经末梢释放乙酰胆碱对抗镁的作用，而解救镁中毒。

【药品和器材】

1．药品

10%硫酸镁溶液，5%氯化钙溶液。

2．器材

兔固定箱，婴儿秤，注射器。

【实验动物】

家兔1只。

【方法和步骤】

取家兔1只，称重，观察其正常活动及肌张力后，由兔耳静脉缓慢注射10%硫酸镁溶液2ml/kg，观察所发生的症状，当家兔行动困难、低头卧倒时立即由耳静脉缓慢注射5%氯化钙溶液4～8ml，直至四肢立起为止。抢救后可能再次麻痹，应再给予钙剂。

【实验结果】

记录给药前、后动物的变化。

【注意事项】

（1）硫酸镁溶液应缓慢注射，并注意观察动物所发生的变化。

（2）再次麻痹，应再次给予钙剂。

【分析与思考】

硫酸镁溶液注射给药和口服给药时其药理作用有什么不同？

【知识链接】

钙离子是体内最多的阳离子，其主要功能有：①形成骨盐。②参与调节细胞功能。③参与维持神经－肌肉的兴奋性。低钙可降低钠离子对细胞膜通透性的影响，使兴奋性升高；钙浓度升高，使钠通道关闭，使阈电位升高，使兴奋性和传导性下降。④参与凝血等。

镁离子主要调节神经－肌肉兴奋性，可以抑制钠离子的内流，使乙酰胆碱的释放减少；尚可使肌浆网的钙释放减少。其应用主要为：①子痫，妊娠高血压综合征；②参与许多酶促反应；③镁离子尚可使 Na^{+}，K^{+}－ATP 酶活性升高，钠离子由细胞外向细胞内转移，减轻脑水肿；④硫酸镁尚可用来导泻等。

（田铁辉）

第五章 内脏系统实验

实验十七 抗高血压药物对动物血压的影响

【目的和原理】

1. 目的

学习抗高血压药物研究的方法；观察抗高血压药物对动物血压的影响。

2. 原理

常用的抗高血压作用机制主要有阻滞钙通道，抑制肾素－血管紧张素－醛固酮系统，阻断肾上腺素受体等。本实验选用阻断α受体、β受体的可静脉注射药物，观察药物对动物血压的影响。

【药品和器材】

1. 药品

3%戊巴比妥钠，1%肝素，生理盐水，1%可乐定注射液，0.01%盐酸肾上腺素，1%普萘洛尔注射液。

2. 器材

婴儿秤，手术刀，直手术剪，弯手术剪，止血钳，气管插管，动脉插管，动脉夹，头皮静脉注射针头，压力换能器，BL－410生物信号记录分析系统，注射器，铁支架，螺旋夹，棉线，乙醇棉，药棉，纱布。

【实验动物】

家兔1只。

【方法和步骤】

（1）取家兔1只，称重，腹腔注射戊巴比妥钠30mg/kg（即3%戊巴比妥钠溶液1ml/kg），麻醉后，将动物背位固定于兔解剖台上。找到耳缘静脉，插入与注射器相连的头皮静脉注射针头，缓慢连续不间断地推注生理盐水。剪去颈部的毛，正中切开颈部皮肤，分离气管。在气管下穿一根线，轻提气管，做一倒“T”形切口，插入气管插管，结扎固定。

（2）在气管一侧的颈动脉鞘内分离颈总动脉（注意有迷走神经伴行，应将其与颈总动脉分离），在颈总动脉下方近、远心端各穿一根线，远心端结扎；然后用动脉夹夹住近心端，在靠近结扎处用眼科剪剪一“V”形小口，向心方向插入装有枸橼酸钠溶液或肝素溶液的动脉插管，用线结扎并固定于动脉插管上。动脉插管与压力换能器相连并连接在BL－410生物信号采集系统上，慢慢松开颈总动脉夹，描记一段正常血压曲线。

（3）依次由耳缘静脉注射下列药物。观察给药后所引起的血压变化，并思考变化的原理。①0.01%盐酸肾上腺素0.1mg/kg；②1%普萘洛尔0.1mg/kg缓慢注入，用药后5～10min再给0.01%盐酸肾上腺素0.1mg/kg；③1%可乐定注射液4.5 mg/kg。

注意：待血压恢复原水平或平稳后，再给下一种药物。每次给药后应立即推入生理盐水2ml以将余药冲入静脉内。

【实验结果】

剪下认为比较好的血压曲线。

【注意事项】

（1）在给家兔耳缘静脉注射时应先用乙醇棉擦拭兔耳边缘，以使边缘血管扩张方便注射。

（2）分离颈总动脉时，如发现有血管分支，应用线结扎。

（3）为避免形成血栓，所建静脉通道在不给药时应连续、缓慢地推注生理盐水。

【分析与思考】

根据实验结果分析普萘洛尔和可乐定对血压有何影响？它们之间有何不同？为什么？

（商　捷）

实验十八　利多卡因的抗心律失常作用

【目的和原理】

1. 目的

学习氯化钡诱发大鼠心律失常的方法并观察利多卡因的抗心律失常作用。

2. 原理

氯化钡能促进浦氏纤维的钠离子内流，增加动作电位（AP）4 相坡度，提高舒张期的除极速率，从而诱发室性心律失常（表现为室性早搏、二联律、室性心动过速、心室颤动等）。利多卡因可治疗氯化钡诱发的心律失常。

【药品和器材】

1. 药品

10% 水合氯醛，0.4% 氯化钡，0.5% 盐酸利多卡因。

2. 器材

BL－410 生物功能实验系统，天平，大鼠手术台，注射器（1ml），手术剪，眼科镊子。

【实验动物】

大鼠（150～250g）。

【方法和步骤】

（1）启动 BL－410 生物功能实验系统，使进入循环实验中心测定状态。

（2）操作及给药　取大鼠 16 只，称重，编号，随机分为给药组及氯化钡模型组，每组 8 只。各实验小组先取氯化钡模型组大鼠 1 只，腹腔注射水合氯醛 0.3ml/100g 体重，待麻醉后背位固定于手术台上。在大鼠任意侧的腹股沟部位，用手触得股动脉搏动处，剪去被毛，纵切皮肤 2cm，暴露出股静脉。插入与注射器相连的头皮静脉注射针，以备注射药物。把生物电电缆的正极（红色）接左下肢，负极（绿色）接右上肢，参考极（黑色）接右下肢。描记一段正常Ⅱ导联心电图，然后股静脉注射氯化钡 0.1 ml/100g 体重，再推入生理盐水 0.5 ml，立即记录心电图 30s，以后每隔 1min 再记录 10s 直至 10min。同时密切监视心电图变化，直至恢复窦性心律，记录此时间为心律失常的持续时间。

另取给药组大鼠 1 只，同上用水合氯醛麻醉并用氯化钡诱发心律失常。当大鼠出现心律失常后立即由股静脉注射盐酸利多卡因 0.1ml/100g 体重，然后推入生理盐水 0.5ml。记录并监视心电图，同样记录心律失常的持续时间。

【实验结果】

（1）剪辑有代表性的心电图段落，分析 2 只大鼠出现的心电图变化，加入药物后的反应，并对结果进行适当的讨论。

（2）统计全班记录的心律失常持续时间，对结果进行组间对照 t 检验。

【注意事项】

（1）氯化钡造成动物心律失常后，个别动物可自行缓解，但一般应超过 15min。

（2）在推注利多卡因前应记录一小段氯化钡所致心律失常曲线。

（3）因利多卡因起效极快，应在推注利多卡因的过程中即开始记录心电图。

【分析与思考】

利多卡因对何种类型的心律失常治疗效果较好？为什么？

【知识链接】

心律失常的分类：

心律失常可按发生原理、心律失常时心率的快慢以及心律失常时循环障碍严重程度和预后分类。

按发生原理，心律失常分为冲动发生异常、传导异常以及冲动发生与传导联合异常三种类型。这种分类方法主要根据实验研究结果，在临床诊断技术目前尚难确定心律失常电生理机制的状况下，实用价值不高。此外，某些快速心律失常起始和持续的机制可能不同，如由异常自律性引起的室性期前收缩（早搏），可由折返机制而形成持续型室性心动过速。

按心律失常时心率的快慢，心律失常可分为快速型和缓慢型心律失常。近年来有些学者还提出按心律失常时循环障碍严重程度和预后，将心律失常分为致命性、潜在致命性和良性三类。这两种分类方法简易可行，结合临床实际，对心律失常的诊断和防治有一定帮助。

心律失常性质的确诊大多要靠心电图，但相当一部分病人可根据病史和体征作出初步诊断。详细追问发作时心率、节律（规则与否、漏搏感等），发作起止与持续时间，发作时有无低血压、晕厥或近乎晕厥、抽搐、心绞痛或心力衰竭等表现，以及既往发作的诱因、频率和治疗经过，有助于判断心律失常的性质。

（商　捷）

实验十九　强心苷对离体蛙心的强心作用

【目的和原理】

1. 目的

掌握离体蛙心制备方法，并观察药物对离体蛙心的影响。

2. 原理

两栖类动物的组织、器官在离体环境下存活时间较长，而且可以排除各种神经、体液的影响。青蛙的心脏离体后，把含有林格液（任氏液）的蛙心套管插入心室，用这种人工灌流的方法保持心脏新陈代谢的顺利进行，以维持蛙心有节律地收缩和舒张。强心苷对衰竭心脏的作用明显，故可以采取先利用低钙液使离体蛙心功能损害，再观察强心苷对其作用。本实验以青蛙心脏为好。因蟾蜍皮下腺体有强心苷样物质，可降低蟾蜍心脏对强心苷的敏感性。

【药品和器材】

1. 药品

1∶250 洋地黄毒苷溶液，1∶500 洋地黄毒苷溶液，任氏液，无钙任氏液，1% 氯化钙溶液。

2. 器材

BL－410 生物信息处理系统，张力传感器，蛙板，探针（锥子），手术器材，注射器，蛙心套管，蛙心夹，双凹夹，铁架，万能杠杆等。

【实验动物】

青蛙。

【方法和步骤】

（一）八木法

1. 离体蛙心的制备

（1）破坏青蛙的大脑、脊髓，并将其仰位固定于蛙板上。

（2）剪开胸廓、心包膜暴露心脏。

（3）用玻璃分针穿过主动脉下将心脏翻向头部，用小镊子提起后腔静脉，在远离静脉窦处剪一小口，向心方向插入盛有任氏液的静脉插管，用线结扎固定。结扎后用任氏液冲洗心脏，洗净余血。将心脏向下翻正，绕主动脉干穿一条线，在左侧主动脉上做一“V”形切口，向心方向插入动脉插管，观察有无液体从动脉插管中流出，如顺利滴出液体，即结扎固定。轻轻提起蛙心套管，用线穿过左、右主动脉下面，从后腔静脉下绕过，结扎除主动脉及后腔静脉以外的全部血管。剪断后腔静脉和主动脉，最后剪断心脏与周围组织的联系，即制成离体蛙心标本。将动、静脉插管合起来，使静脉插管承接动脉插管的流出液，插管要点见图 5－1。用任氏液反复冲洗心脏，直到动脉流出液呈无色为止，然后调节好液面高度。

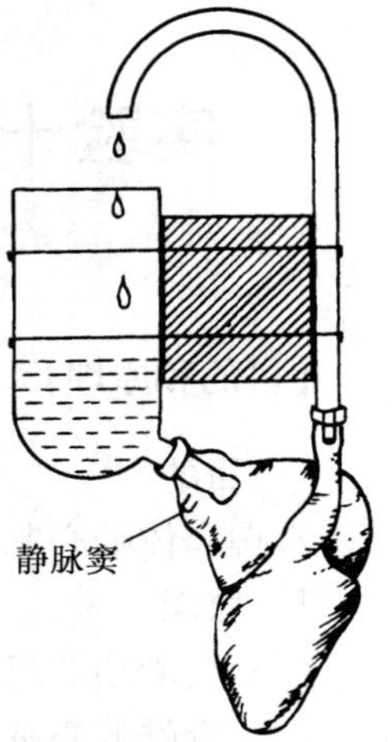

图 5－1 离体蛙心的制备（八木法）

2. 实验装置的准备

（1）将蛙心套管固定于铁架台，用带有长线的蛙心夹在心舒期夹住心尖部，将长线连于张力换能器。

（2）打开电脑及 BL－410 系统→输入信号或实验项目→循环实验→蛙心灌流。

3. 给药顺序

（1）描记一段正常曲线。

（2）用滴管吸出套管内任氏液，换成等容积无钙任氏液，观察曲线有何变化。

（3）当心脏收缩显著减弱时，向套管内加入 1∶500 洋地黄毒苷溶液 0.2ml，如作用不明显，再加入 1∶250 洋地黄毒苷溶液 0.2ml。

（4）当作用明显时，再向套管内加入 1% 氯化钙溶液 2～3 滴。

比较每次加药后心脏收缩的振幅和频率。

4. 实验结束

剪辑有效的心脏收缩的图形。

（二）斯氏法

1. 离体蛙心的制备

（1）破坏青蛙的大脑、脊髓，并将其仰位固定于蛙板上。

（2）剪开胸廓、心包膜暴露心脏，结扎右主动脉，于左主动脉穿线备用。

（3）于左主动脉剪一“V”形小口，将有任氏液的蛙心套管插入，并在心脏收缩时通过主动脉转向左后方插入心室，见到套管内的液面随着心搏上下波动后，即表示已插入心室，将松结扎紧并固定在套管的小钩上。用滴管吸去套管内血液，换 2～3 次任氏液洗净余血，以防止血块堵塞套管。剪断主动脉，持套管提起心脏，自静脉窦以下把其余血管一起结扎（切勿伤及或结扎静脉窦），分离周围组织，在结扎处下剪断血管，离体出心脏。再用任氏液连续换洗，至无血色，使插管内保留 1.5ml 左右的任氏液。插管插入要点见图 5－2。

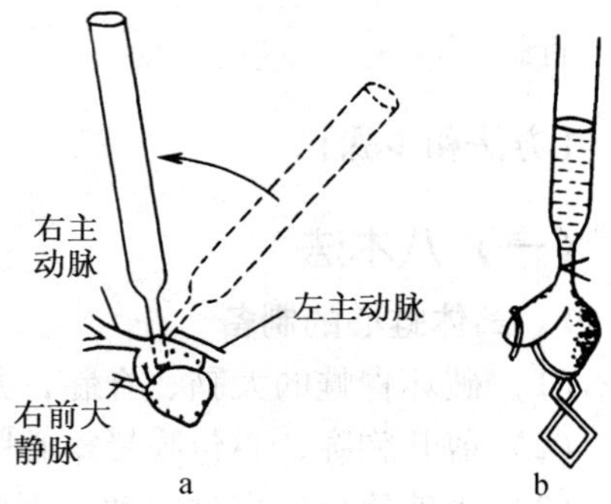

图 5－2 离体蛙心的制备（斯氏法）

2. 实验装置的准备

（1）将蛙心套管固定于铁架台，用带有长线的蛙心夹在心舒期夹住心尖部，将长线连于张力换能器。

（2）打开电脑及 BL－410 系统→输入信号或实验项目→循环实验→蛙心灌流。

3. 给药顺序

（1）描记一段正常曲线。

（2）用滴管吸出套管内林格液（任氏液），换成等容积无钙任氏液，观察曲线有何变化。

（3）当心脏收缩显著减弱时，向套管内加入 1∶500 洋地黄毒苷溶液 0.2ml，如作用不明显，再加入 1∶250 洋地黄毒苷溶液 0.2ml。

（4）当作用明显时，再向套管内加入 1% 氯化钙溶液 2～3 滴。

比较每次加药后心脏收缩的振幅和频率。

4. 实验结束

剪辑有效的心脏收缩的图形。

【实验结果】

进行图形分析。

【注意事项】

（1）蛙心套管一定要插入心室。切勿用力过大、插入过深，以免损伤心肌。

（2）结扎静脉时，要远离静脉窦（起搏点）。

（3）换液时，任氏液的量要恒定，注意避免空气进入心脏。加药时用吸管充分混匀。

（4）在整个实验过程中应保持套管内液面高度不变，以保证心脏固定的负荷，另外静脉插管最好带刻度，便于研究改变前负荷对心脏的影响。

【分析与思考】

（1）强心苷对心脏有什么作用？

（2）由实验结果分析强心苷的作用特点。

【知识链接】

心力衰竭的主要症状及诱发因素：

1. 心力衰竭的主要症状

心力衰竭的主要症状与哪一侧心室受累有密切关系：①左心衰竭的症状特点主要是由于左心室衰竭引起肺淤血、肺水肿，主要表现为呼吸困难，咳嗽和咯血，疲乏无力、失眠、心悸。②右心衰竭的症状特点是由于右心室衰竭引起体循环静脉淤血和水钠潴留，主要表现为上腹部胀满，颈静脉怒张，水肿（心衰性水肿多先见于下肢，呈凹陷性水肿，重症者可波及全身，下肢水肿多于傍晚出现或加重，休息一夜后可减轻或消失）；紫绀；神经过敏，失眠，嗜睡。③全心衰竭症状特点可同时存在左、右心衰竭的症状。

2. 诱发因素

①感染：病毒性上呼吸道感染和肺部感染是诱发心力衰竭的常见诱因；②过重的体力劳动或情绪激动；③心律失常；④妊娠分娩；⑤输液（或输血过快或过量）；⑥严重贫血或大出血使心肌缺血、缺氧，心率增快，心脏负荷加重。

（商 捷）

实验二十　利尿药和脱水药对兔尿量的影响

【目的和原理】

1. 目的

观察药物对排尿量的影响，掌握利尿实验方法。

2. 原理

呋塞米为强效利尿剂，作用于肾脏肾小管髓袢升支粗段髓质及皮质部，通过抑制 Cl^- 的主动重吸收和 Na^+ 的被动重吸收，发挥强大的利尿作用。葡萄糖为脱水药，能迅速提高血浆渗透压使组织脱水，有渗透利尿作用。通过给予呋塞米和葡萄糖，收集药前、药后尿液，通过比较药前、药后尿量观察药物对排尿量的影响。

【药品和器材】

1. 药品

20% 乌拉坦溶液，1% 呋塞米溶液，50% 葡萄糖溶液。

2. 器材

兔解剖台，10 号导尿管，兔灌胃器，注射器，烧杯，量筒。

【实验动物】

家兔 1 只。

【方法和步骤】

（一）尿道插管法

（1）取雄性家兔 1 只，称重后置于兔箱中，灌胃给温水 40ml/kg。

（2）耳缘静脉注射 20% 乌拉坦 5.0ml/kg 麻醉。

（3）仰卧固定在兔解剖台上。将 10 号导尿管尖端用液体石蜡润滑后，自尿道轻而慢地插入，待导尿管通过膀胱括约肌进入膀胱后，即有尿液滴出，然后再插入 2cm（共 8 ~ 12cm），用胶布将导尿管与兔体固定。轻轻按压兔下腹部将膀胱内的尿液挤出。将最初 5min 内滴出的尿液弃去，待滴速稳定后，在导尿管下接一量筒。

（4）记录正常尿量（ml/2min）。

（5）经耳缘静脉注入 50% 高渗葡萄糖 5ml/kg，记录给药后 2、4、6、8、10、12、14、16、18 和 20min 的尿量毫升（ml）数。

（6）休息 10min，待尿量恢复正常。

（7）经耳缘静脉注入 1% 呋塞米 4mg/（0.4ml · kg），记录给药后 2、4、6、8、10、

12、14、16、18 和 20min 的尿量毫升（ml）数。

（二）膀胱插管法

（1）同（一）。

（2）同（一）。

（3）仰卧固定在兔解剖台上。剪去下腹部毛，于耻骨联合上缘向上做约 5 cm切口，再沿腹白线剪开腹壁及腹膜，找出膀胱，从膀胱腹侧面避开血管做 1cm 长切口，插入导尿管，结扎固定。轻轻将膀胱连同导尿管回纳腹壁，并用盐水纱布覆盖伤口。将最初 5min 内滴出的尿液弃去，待滴速稳定后，在导尿管下接一量筒。

（4）然后给药，给药方法同（一）。

（三）输尿管插管法

（1）同（一）。

（2）同（一）。

（3）背位固定后剪去下腹部毛，于耻骨联合上方切开皮肤约 4～5cm，并沿腹白线剪开肌肉，暴露膀胱；找出两侧输尿管，结扎膀胱端，向肾脏方向做输尿管插管。将最初 5min 内滴出的尿液弃去，待滴速稳定后，在导尿管下接一量筒。然后给药，给药方法同（一）。

【实验结果】

将实验结果记录于表 5－1 中。

表 5－1 利尿药和脱水药对兔尿量的影响

次数	药物	剂量	尿量（ml/2min）										
			给药前	给药后									
				2	4	6	8	10	12	14	16	18	20（min）
1	50% 葡萄糖	5ml/kg											
2	1% 呋塞米	0.4ml/kg											

【注意事项】

（1）插胃管时避免将胃管误插入气管。当胃管插好后，可将导管的外端放入水中，如有气泡，则说明误插入气管中，应拔出重新插。

（2）插导管时动作应轻巧，插入深度应适当。为避免导尿不畅，可在导尿管的尖端两侧各剪一小孔。

【分析与思考】

根据实验结果，试讨论利尿药和脱水药的作用机制。

【知识链接】

水肿的定义及病因分类：

1．定义

人体组织间隙内有过量液体积聚使组织肿胀，即称为水肿。

2．分类

（1）全身水肿　①心源性水肿：常见于充血性心力衰竭、急或慢性心包炎等；②肾源性水肿：常见于肾小球肾炎、肾盂肾炎及肾病综合征等；③肝源性水肿：常见于病毒性肝炎、肝硬化等；④营养不良性水肿：常见于低蛋白血症、维生素 B_1 缺乏症等；⑤结缔组织病所致的水肿：常见于红斑狼疮、硬皮病及皮肌炎等；⑥变态反应性水肿：如血清病等；⑦内分泌性水肿：常见于甲状腺功能减退症及库欣综合征等；⑧特发性水肿：如功能性水肿等；⑨其他：贫血性水肿、妊娠中毒性水肿。

（2）局限性水肿　①静脉梗阻性水肿：常见于血栓性静脉炎、下肢静脉曲张等；②淋巴梗阻性水肿：常见于丝虫病的象皮腿、流行性腮腺炎所致胸前水肿等；③炎症性水肿：常见于丹毒、疖肿、蜂窝织炎等所致的局部水肿；④变态反应性水肿：常见于血管神经性水肿、接触性皮炎等。

（商　捷）

实验二十一 可待因的镇咳作用

一、小鼠氨水引咳

【目的和原理】

1. 目的

学习用氨水引咳的方法，观察可待因的镇咳作用。

2. 原理

小鼠吸入氨水后，刺激呼吸道黏膜感受器，反射性地引起咳嗽。

【药品和器材】

1. 药品

0.3%磷酸可待因，生理盐水，浓氨水。

2. 器材

鼠笼，天平，棉花，大烧杯。

【实验动物】

小鼠，雌、雄均可，体重18～22g。

【方法和步骤】

每实验小组4只小鼠，称重，标记，随机分为两组，每组2只。实验组灌胃0.3%磷酸可待因0.2 ml/10g体重，对照组灌胃等容积的生理盐水。给药后30 min将动物放入倒置的大烧杯中（烧杯中放置一个棉球，用注射器取0.2 ml浓氨水注入棉球中），立即记录小鼠的咳嗽潜伏期和2min内的咳嗽次数。

【实验结果】

汇总结果，做咳嗽潜伏期和咳嗽次数的 t 检验。

【注意事项】

（1）每只小鼠放入烧杯中时都要换新棉球，而且浓氨水的量要准确。

（2）观察并记录小鼠咳嗽时，最好要两个人在不同的角度同时进行观察，并且视线要与小鼠的嘴在同一水平，以免漏记。

二、豚鼠枸橼酸引咳

【目的和原理】

1. 目的

学习用枸橼酸引咳的方法，观察可待因的镇咳作用。

2. 原理

枸橼酸是一种较强的化学刺激物，豚鼠吸入枸橼酸后，作用于呼吸道黏膜感受器，反射性地引起咳嗽。如果药物能抑制呼吸道黏膜感受器或能抑制咳嗽中枢，可使其发生咳嗽的潜伏期延长或使其咳嗽次数减少。

【药品和器材】

1. 药品

0.3%磷酸可待因，17.5%枸橼酸，生理盐水。

2. 器材

超声波雾化器，玻璃钟罩，秒表。

【实验动物】

豚鼠，雌、雄均可，体重200~250g。

【方法和步骤】

（1）选取5min内咳嗽次数不少于10次的豚鼠，随机分为生理盐水对照组和可待因组，每组动物8只。

（2）给药　实验组灌胃0.3%磷酸可待因0.2 ml/10g体重，对照组灌胃生理盐水0.2 ml/10g体重。

（3）给药后30min将豚鼠置于3L容积的玻璃罩内，接受17.5%枸橼酸溶液恒压喷雾10s，观察和记录各组豚鼠的咳嗽潜伏期和2min内的咳嗽次数。

【实验结果】

结果汇总，做咳嗽潜伏期和咳嗽次数的 t 检验。

【注意事项】

（1）需在实验前1日对豚鼠进行预选，5min内咳嗽少于10次者不用。

（2）豚鼠接受枸橼酸喷雾时间的长短可以是10s，20s，30s，也可以是60s；记录咳嗽次数的时间可以是2min，3min，也可以是5min。

（3）枸橼酸喷雾量对实验结果影响很大，每只鼠的喷雾量要一致，每做完一只鼠，应注意将玻璃钟罩内的枸橼酸吹干净。实验时，最好将药物组与对照组交叉进行。

【分析与思考】

根据实验结果，试讨论药物对气管的作用机制。

【知识链接】

气喘的主要症状和气喘病人注意事项：

1. 病因

气喘是由于逐渐或突然发生的肺支气管窄化，造成呼吸困难，患者通常是暴露在某种会过敏的环境下所引发的，有些是因为合并有支气管炎，或因天气寒冷，吸入空气中的刺激物，或剧烈运动、情绪因素而诱发此疾病。

2. 主要症状

呼吸困难、焦虑、害怕、咳嗽、冒冷汗、有梗死感、呕吐、发绀、皮肤湿冷、喘鸣、不安紧张等。

3. 气喘病人注意事项

尽量不接触刺激物（宠物的毛、地毯、尘埃、花粉、烟雾）、太冷或太热的环境，如发病姿势宜以感觉舒服为主，应随身携带防治气喘的药物，维持呼吸道通畅；保持环境安静，维持情绪在平稳状态；多补充水分；保持睡眠充足，勿劳累；必要时可吸入蒸气，以帮助黏稠的痰容易咳出。

（商 捷）

实验二十二　肝素、双香豆素及枸橼酸钠的抗凝血作用

【目的和原理】

1．目的

观察抗凝血药的体外抗凝血作用。

2．原理

肝素主要通过激活抗凝血酶Ⅲ，促其灭活多种凝血因子而发挥强大的抗凝作用，体内、体外均有抗凝作用。双香豆素可与维生素 K 产生竞争性拮抗，抑制凝血因子在肝脏的合成，故只有体内抗凝作用。枸橼酸钠的枸橼酸根与血中钙形成难以解离的可溶性络合物，从而降低血中的钙浓度而发挥抗凝作用，体内给药，因在肝脏迅速氧化，而失去结合钙离子的能力，因此只有在体外发挥抗凝作用。

【药品和器材】

1．药品

3.8% 枸橼酸钠溶液，10U/ml 肝素溶液，3% 氯化钙溶液，0.5% 双香豆素混悬液，生理盐水。

2．器材

试管，试管架，移液管（1ml），恒温箱，注射器（5ml、1ml），针头，记号笔，秒表。

【实验动物】

家兔。

【方法和步骤】

（1）取血准备　家兔麻醉后分离出一侧颈总动脉，上端用线结扎，下端夹上动脉夹，在动脉上剪一“V”形小口，插上细塑料管，结扎插管备用取血。

（2）试管标记并加药　取清洁、干燥试管 4 只，标记，分别加入生理盐水、10U/ml 肝素溶液、0.5% 双香豆素混悬液、3.8% 枸橼酸钠溶液 0.25ml。

（3）取血　快速取血 4ml。

（4）加血样并观察　迅速将血样分别加入上述试管各 1ml，充分混匀后放入（37.5℃）恒温水浴中，记录时间。然后，每隔 30s 将试管轻轻倾斜 90°观察 1 次，至液面不再流动为凝。记录凝血时间及各试管出现的现象。

（5）15min 后，在未凝血试管中加入 3% 氯化钙溶液，摇匀，再次观察是否出现凝血。

【实验结果】

将实验结果记录于表 5－2 中。

表 5－2 肝素、双香豆素及枸橼酸钠的体外抗凝血作用比较

试管	药物	凝血时间	现象	加入氯化钙后现象
1	生理盐水			
2	肝素			
3	双香豆素			
4	枸橼酸钠			

【注意事项】

（1）试管需管径均匀且清洁、干燥。
（2）由动物取血至试管放入恒温水浴的时间不得超过 3min。
（3）凝血时间以试管轻轻倒转血液不往下流为标准。

【分析与思考】

比较肝素、双香豆素、枸橼酸钠的抗凝作用特点有什么不同？各自的作用机制是什么？

（商 捷）

第六章　内分泌系统实验及其他

实验二十三　糖皮质激素对炎症的影响

一、地塞米松对实验性大鼠脚趾肿胀的抗炎作用（容积测量法）

【目的和原理】

1．目的

学习蛋清引起大鼠足跖急性炎症的方法，观察地塞米松的抗炎症渗出作用。

2．原理

大鼠足趾肿胀法是最经典常用的实验性炎症模型，角叉菜胶或鲜蛋清等致炎物质被注入大鼠后肢足跖后，可引起局部血管扩张、通透性增强、组织水肿等炎症反应，最后致足跖体积变大。本法利用毛细管放大原理，将动物足趾容积的变化，通过排水量增加，在毛细管的高度刻度上反映出来。为减小误差，保证结果的准确性，所使用的容器必须同一规格。本方法简便易行，结果较精确可靠，可进行定量研究。本实验用鸡蛋清致炎，观察地塞米松对抗渗出性炎症的作用，同时了解抗炎实验方法。

【药品和器材】

1．药品

0.5%地塞米松磷酸钠溶液，新鲜蛋清，生理盐水。

2．器材

1ml 注射器，台秤，容积测定装置。

【实验动物】

大白鼠 2 只。

【方法和步骤】

取体重相近（最好为同性别）大白鼠 2 只，称重，以排水法测量两鼠左后脚之正常容积值（以毫升表示），测量 2 次，取其平均值作为致炎前自身对照。然后甲、乙两鼠分别腹腔注射 0.5% 地塞米松磷酸钠溶液 0.5ml/kg（2.5mg/kg）和等容量的生理盐水。30min 后，由两鼠左后脚掌腱膜下向踝关节周围注射新鲜鸡蛋清 0.1ml。以后每隔 30min 测量两鼠左后脚之容积，共测 3 次。以左后脚给致炎剂前后容积之差，作为踝关节肿胀程度。

容积测定装置如图 6－1 所示，排水测量法步骤如下：

（1）三路活塞（D），一端与 5ml 注射器（A）相通，一端与倒置的刻度吸管（B）相通，中间与一玻管相连，玻管内径 2cm、长 8cm（可用 10ml 注射器的外筒代替），其内盛水至刻度处。将水抽入注射器备用。转动三路活塞 D 使 A 与 B 相通，将水推到吸管的“0”点，接着关闭 B 使 A 与 C 相通。

（2）将注射器内的水推完，用吸管调节玻管内水量，使液面与玻管上刻度平齐，并在玻管外面做以标记。

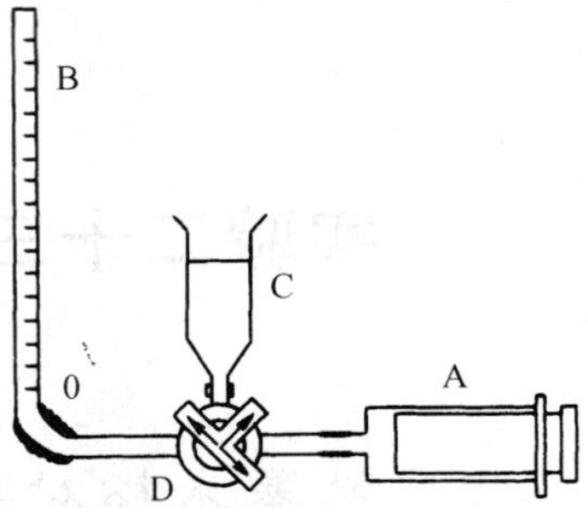

图 6－1 容积测量法实验装置示意图

（3）为使每次测量位置相同，可先用记号笔或黑漆在实验大鼠左后脚画一标记，然后将此左后脚置入玻管内，玻管内水面上升，抽动注射器针芯使足标记与玻管上的标记相平行。待玻管内液面与其标记相平行时，立即关闭 C 使 A 与 B 相通，随即取出大鼠后脚。

（4）将注射器内液体全部推入吸管内，记录水柱高度。此时吸管内显示的水柱高度即为大鼠后脚的容积。

【实验结果】

将实验结果记录于表 6－1 中。

表 6－1 地塞米松对实验性大鼠脚趾肿胀的抗炎作用（容积测量法）

组别	致炎前左踝关节正常容积（ml）			给致炎剂后左踝关节容积差值（ml）		
	第 1 次	第 2 次	平均	30min	60min	90min
地塞米松组						
生理盐水组						

将本班或更多班级更多实验小组的实验结果算出平均值，绘制成坐标图形。纵坐标表示关节肿胀容积差值（ml），横坐标表示时间（min）。

【注意事项】

（1）容积测定装置也可选用 YLS－7A 足趾容积测量仪。

（2）实验时要注意，在每一次测量前，都要调节 C 和 B 的液面到原标记点，因大鼠足会带走一些水分，最后将每次测量结果记录于表 6－1 中。

【分析与思考】

（1）糖皮质激素药物可分为哪几类？其抗炎作用机制如何？临床有哪些用途？

（2）应用糖皮质激素类药物抗炎症的同时应该注意什么？

二、氢化可的松对二甲苯所致小鼠耳廓肿胀的作用

【目的和原理】

1．目的

观察氢化可的松对二甲苯所致小鼠耳廓急性炎症模型的抗炎作用，同时熟悉小鼠耳廓肿胀炎症模型的实验方法。

2．原理

二甲苯为无色澄清液体，涂抹于小鼠耳廓两面后，由于其刺激作用，可引起鼠耳局部毛细血管充血，通透性增加，渗出增多，发生水肿。二甲苯的致炎作用又快又强，小鼠耳廓肿胀法不需特殊的设备，简便易行，实验时间短，模型复制成功率高，适用于抗炎药常规筛选。

鼠耳肿胀法常用的致炎剂有二甲苯、巴豆油、70%乙醇等。

【药品和器材】

1．药品

二甲苯，0.5%氢化可的松溶液，生理盐水。

2．器材

1ml 注射器，剪刀，打孔器（8mm），扭力天平。

【实验动物】

雄性小鼠（体重为 20～24g）。

【方法和步骤】

取雄性小鼠 2 只，编号，用二甲苯 0.05ml 涂于动物左耳前后两面，右耳不做任何处理，30min 后于一鼠腹腔注射 0.5%氢化可的松溶液 0.1ml，另一鼠腹腔注射等容量生理盐水。2h 后将动物断颈处死，沿耳廓基线剪下两耳，在每鼠的两耳相同部位分别用打孔器取一耳片进行称重，每鼠的左耳片重量减去右耳片重量即为肿胀程度。将更多实验小组的对照鼠与给药鼠的实验数据汇总起来列于表 6－2 中并进行统计学分析。

【实验结果】

表 6－2　氢化可的松对二甲苯所致小鼠耳廓肿胀的作用

鼠号	体重（g）	鼠耳重量（g）		肿胀程度（g）
		左	右	

【注意事项】

(1) 对照组和给药组涂抹致炎剂的量和被涂抹的面积应一致。
(2) 涂致炎剂的部位应与取下的耳片相吻合，且对照组和给药组取下的部位应一致。
(3) 打孔器应锋利，取下的耳片面积应相同。

【分析与思考】

氢化可的松与其他糖皮质激素类药物比较有哪些异同点？

(顾海铮)

实验二十四　胰岛素的降血糖作用

【目的和原理】

观察胰岛素对小白鼠血糖的影响。

【药品和器材】

1. 药品

2U/10g 胰岛素注射液。

2. 器材

1ml 注射器。

【实验动物】

小白鼠。

【方法和步骤】

取禁食 12h 的小鼠 1 只，称重，自眼眶后静脉丛取血 40μl，供测定空腹血糖含量。给小白鼠皮下注射胰岛素溶液 0.05ml/10g 体重（2U/10g 体重）。给药后 5min 和 15min 分别取血 40μl（5min 时可取另一眼眶，15min 可断头取血），测定血糖浓度。根据所测定的结果（表 6－3），以横坐标为时间（min），纵坐标为血糖含量（mg/dl），绘制血糖变化曲线图。

【实验结果】

表 6－3　胰岛素对小白鼠血糖的影响

药物	血糖值（mg/dl）		
	给药前	给药后 5min	给药后 15min

【分析与思考】

（1）联系所学理论知识，对实验结果加以讨论。

（2）胰岛素的降血糖作用机制是什么？

【知识链接】

血糖的测定方法——邻甲苯胺法（直接测定法）：

1. 试剂的制备

（1）葡萄糖标准贮存液（10mg/ml）的制备　将少量无水葡萄糖置于干燥器过夜，精确称取葡萄糖 1g，置于 100ml 量瓶中，以饱和苯甲酸溶液溶解并加至刻度。

（2）葡萄糖标准应用液（1mg/ml、2mg/ml、3mg/ml）的制备　取葡萄糖标准贮存液 10、20、30ml，分别加入 100ml 量瓶中，以饱和苯甲酸溶液加至刻度。

（3）饱和硼酸溶液的制备　取硼酸 6g，加水至 100ml，室温过夜，取上清液备用。

（4）显色剂的制备　取邻甲苯胺 6ml，饱和硼酸溶液 4ml 及硫脲 0.15g，加冰乙酸至 100ml，保存于棕色瓶中。

血糖标准曲线制作：按表 6－4 操作。

表 6－4　血糖标准曲线制作的数据测定（单位：ml）

步骤	管号			
	1	2	3	4
葡萄糖标准应用液（1mg/ml）		0.1		
葡萄糖标准应用液（2mg/ml）			0.1	
葡萄糖标准应用液（3mg/ml）				0.1
蒸馏水	0.1			
显色剂	6.0	6.0	6.0	6.0
以下步骤同血糖测定操作，以 1 号管做空白，读取各管光密度				
相当于血糖浓度（mg/100ml）	0	100	200	300

将以上各管所得光密度与其相应浓度做图，绘制标准曲线。

2. 血糖测定

取试管 3 支，按表 6－5 操作。

表 6－5　邻甲苯胺法测定血糖的步骤（单位：ml）

步骤	空白管	标准管	测定管
葡萄糖标准应用液（1mg/ml）		0.1	
血浆（或血清）			0.1
蒸馏水	0.1		
显色剂	6.0	6.0	6.0

混合后，于沸水浴中准确煮沸 8min，取出后移至冷水中冷却，用 640nm 或红色滤光板比色，以空白管调零，分别读取各管光密度值。

3. 计算公式

$$血糖（mg/dl）=\frac{测定管光密度}{标准管光密度}\times 100$$

4. 正常血糖值

正常血糖值范围为 70～100mg/dl。

5. 注意事项

（1）本法操作简易，在血中只有葡萄糖能与显色剂起反应，不受蛋白质干扰，省去去除蛋白质的步骤。灵敏度较高，显色后颜色的稳定性良好，适用于大量标本检验。

（2）本法不适用于较显著的溶血标本检验，因溶血可妨碍显色反应，使测定结果降低。

（3）所用操作器皿应干燥。

（4）实验用的邻甲苯胺应用分析级，纯品是透明无色的。如质量较差，试剂呈棕色表示有杂质，可用蒸馏器蒸馏，保存于棕色瓶中。

（5）本法试剂用冰乙酸作溶剂，酸度很大，对人体和仪器均有损害。

（顾海铮）

实验二十五 链霉素的毒性反应及其解救

【目的和原理】

1. 目的

观察硫酸链霉素引起肌肉麻痹及氯化钙的对抗作用。

2. 原理

链霉素为氨基糖苷类抗生素，其急性毒性反应为神经－肌肉阻滞，出现四肢无力甚至呼吸抑制。本实验以注射过量的链霉素使小鼠产生急性毒性反应，观察氯化钙对抗链霉素中毒小鼠的保护作用。

【药品和器材】

1. 药品

25% 硫酸链霉素溶液，5% 氯化钙溶液，0.05% 甲基硫酸新斯的明。

2. 器材

注射器（5ml ×2），婴儿秤，人工呼吸机，橡皮导管，剪刀，棉球。

【实验动物】

家兔。

【方法和步骤】

取家兔 2 只，标记，称重，观察动物的呼吸情况、翻正反射及四肢肌张力。甲兔肌内注射硫酸链霉素溶液 2.4ml/kg，观察其反应。当出现呼吸麻痹时，将与人工呼吸机的出气口相连的橡皮导管插入家兔的一侧鼻孔，连续给予人工呼吸，观察其能否恢复。乙兔肌内注射硫酸链霉素溶液 2.4ml/kg，呼吸麻痹后同样通过鼻导管给予人工呼吸，并耳缘静脉注射氯化钙溶液 1.6ml/kg 及甲基硫酸新斯的明 0.3ml/kg，观察其能否恢复。

【实验结果】

将实验结果记录于表 6－6 中。

表 6－6 链霉素的肌肉麻痹及氯化钙的对抗作用

组别		呼吸（次/min）	四肢肌张力	翻正反射
甲兔	用药前			
	用链霉素后			

续表

组别		呼吸（次/min）	四肢肌张力	翻正反射
乙兔	用药前			
	用链霉素后			
	用氯化钙及新斯的明后			

【注意事项】

链霉素肌注后，一般在 30 ~ 60min 出现反应，并逐渐加重。氯化钙溶液应缓慢推注，避免发生高钙惊厥。

【分析与思考】

链霉素急性中毒有哪些症状？为什么用氯化钙及新斯的明解救？

（顾海铮）

实验二十六 注射剂的热原检查

【目的和原理】

1. 目的

学习用家兔检查注射剂内热原的方法和判断标准。

2. 原理

热原又称为致热原，主要来自细菌的代谢产物。我国药典规定的热原检查法系将一定剂量的供试品静脉注入家兔体内，在规定的时间内，观察家兔体温升高的情况，以决定供试品中所含热原的限度是否符合规定。

【药品和器材】

1. 药品

供试品（25%或50%葡萄糖注射液或其他注射液），液体石蜡。

2. 器材

兔固定盒，肛门温度计，10ml 注射器及针头，镊子，乙醇棉球和干棉球。

【实验动物】

家兔（体重 1.7～3.0 kg，雌兔应无孕）3 只。

【方法和步骤】

1. 实验前准备

在做热原检查前 1～2 日，供试家兔应尽可能处于同一温度的环境中。凡未经使用于热原检查的家兔，应在实验前 7 天内预测体温，进行挑选。于停食 2～3h 后，用肛温表每隔 1h 测量体温 1 次（测温时应尽可能避免对家兔刺激，温度计插入的深度各兔应相同，一般约 5cm）共 4 次。若 4 次体温都在 38～39.6℃范围内，且最高最低体温差数不超过 0.4℃的家兔方可供实验用。

实验用的注射器、针头及一切与供试品接触的器皿，应置 250℃的烘箱中加热 30min 或在 180℃的烘箱中加热 2h，除去热原。

2. 检查法

实验当日家兔停食 2h 后，用肛门温度计每隔 30～60min 测家兔体温 1 次，共 2～3 次，末 2 次体温之差不得超过 0.2℃，即以这 2 次体温的平均值作为该兔的正常体温。正常体温应在 38.0～39.6℃内，各兔间的温差不得超过 1℃。取适用的家兔 3 只，在测定其正常温度后 15min 内，自耳缘静脉缓缓注入预热到 38℃规定剂量的供试品溶液 1～2ml/

kg，然后每隔 1h 按前法测体温 1 次，共 3 次。以 3 次体温中最高的 1 次减去正常体温，即为该兔体温的升高度数。

【实验结果】

将实验结果记录于表 6 – 7 中。

结果判断：在 3 只家兔中，如果体温升高均在 0.6℃以下，并且 3 只家兔的体温升高总数在 1.4℃以下，应认为供试品符合规定。

如 3 只家兔中仅有 1 只体温升高 0.6℃或 0.6℃以上；或 3 只家兔体温升高均在 0.6℃以下，但总数达到 1.4℃或 1.4℃以上，应另取 5 只家兔复试。复试时，在 5 只家兔中，体温升高 0.6℃或 0.6℃以上的兔数不超过 1 只，并且初、复试合并 8 只家兔的体温升高度数不超过 3.5℃时，均应认为供试品符合规定。

在初试 3 只家兔中，体温升高 0.6℃或 0.6℃以上的家兔数超过 1 只时；或在复试的 5 只家兔中，体温升高 0.6℃或 0.6℃以上兔数超过 1 只；或在初、复试合并 8 只家兔的体温升高总数超过 3.5℃时，均应认为供试品不符合规定。

表 6 – 7 注射剂的热原检查

兔号	1	2	3	4	5
体重					
第 1 次测量					
第 2 次测量					
平均体温					
注射供试品时间					
第 1 次测量					
第 2 次测量					
第 3 次测量					
注射前、后温差					

【注意事项】

（1）热原检查法是一种绝对方法，没有标准品同时进行实验比较，是以规定动物发热反应的程度来判断的。影响动物体温变化的因素又较多，因此必须严格按照要求的条件进行实验。

（2）给家兔测体温或注射时动作应轻柔，以免引起动物挣扎而使体温波动。测体温时，在肛门温度计的水银头上涂以液体石蜡，轻轻插入肛门 5cm 深，测体温时间至少 1.5min，每兔各次测体温最好用同一温度计，且测体温时间相同，以减少误差。

（3）也可以在供试品中加入适量伤寒 – 副伤寒菌苗，或自制的非灭菌葡萄糖液，使学生观察到阳性结果。

【分析与思考】

热原检查对家兔有何要求？实验中需注意什么？

（顾海铮）

第七章　实践应用能力训练

第一节　处方及处方分析

本节的学习目的是掌握处方的组成及处方相关制度。能正确对处方进行审查，能按处方正确调配药品，并进行用药指导。

药品是用于人类防病治病和康复保健的特殊商品，由于药品具有既能防病治病也可引起药源性疾病的二重性，因此医生开出的处方是否正确合理，关系到病人的安危。按照处方药（prescription drug）与非处方药（over the counter，OTC）分类管理制度的要求，处方药必须凭执业医师处方才可调配、购买，在医师、药师等专业人员监督指导下方可使用。非处方药不需执业医师处方即可自行判断购买和使用。为做到临床用药安全有效，让药品发挥应有的作用，这就要求我们药剂人员必须具备审查、分析和调配处方的能力，并向患者作出科学合理的药品信息咨询和用药指导服务，把好用药的最后一道关。

一、处方含义、组成及格式

1．处方含义

处方是指执业医师为某一特定患者医疗、预防或其他需要而开写的药方。处方是医师与药师之间一种信息传递方式，药房药剂人员按照医师为病人开写处方所示的药物制剂、规格、用量和用法，配药发给病人，是医疗和配药之间的重要书面文件。

在法律上，因开写处方或调配处方出现差错，造成医疗事故时，处方是追查医师或药剂人员法律责任的依据；在技术上它说明了药品的名称、规格、数量及用法用量；在经济上处方可作为医院或药房统计调配药品工作量、药品消耗量及药品金额等的原始资料，所以处方在法律上、技术上、经济上具有极其重要的意义。

2．处方的组成

（1）处方前记（自然项目）　包括医院名称、姓名、性别、年龄（婴儿写体重）、科别、病历号（门诊号或住院号）、日期等。另外，处方前记中应标明患者的地址及电话，这是很重要的一栏，一旦发现开方或发药错误，以便及时与患者联系，保证患者的安全用药。麻醉药品处方必须有诊断一项。

（2）处方正文　包括药品名称、剂型、规格、数量及用药方法等。注意：药品名称以《中华人民共和国药典》收载或药典委员会公布的《中国药品通用名称》或经国家批准的专利药品名为准。如无收载，可采用通用名或商品名。中成药和医院制剂品名的书写应与正式批准的名称一致。药品简写或缩写必须为国内通用写法。

（3）签名　在处方结尾处医师、调配、发药、收费等人员应在相应栏目中签名，以示负责。

3．处方格式

每张处方均以 Rp 起头，是拉丁文 Recipe 的缩写，意为“请取”。这是古代流传下来的习惯。各医疗单位的处方格式可能有一定的差异，但基本上包括上述各项目，如某医科大学附属医院的处方格式见图 7－1。

×××医科大学附属医院

处方笺

门诊号

住院号

地址及电话

姓名　　性别　　年龄　　科别　　年　月　日

Rp

硫酸亚铁片　0.3mg×20

Sig.　0.3mg　t.i.d.　PO

维生素 C　100mg×20

Sig.　100mg　t.i.d.　PO

四环素片　0.25mg×10

Sig.　0.25mg　q.i.d.　PO

医师________配剂________核对________发药________　年　月　日

药费		注射费		治疗费		合计		收款	

图 7－1　处方格式

二、处方制度执行要点

1．处方权限

医师经科主任提出，院长批准享有处方权（现医师法规定执业医师才有处方权）。所有有处方权的医师要在医务处登记备案，并将本人签字或印模留样于药剂科，药剂科凭此接受该医师的处方，给予调配。签字的字样不得擅自更改，以利查对。

2．处方书写要求

（1）处方一般用蓝色或黑色钢笔（圆珠笔）书写，字迹要清楚，不得涂改（涂改处需医师签字）。急诊处方在左上角盖“急”字图章。开写麻醉药品、精神药品、毒性药品必须用专用处方。

（2）处方中所用药品及制剂名称一般以《中华人民共和国药典》或卫生部颁发的药

品标准规定的中文、英文书写，《中华人民共和国药典》未收载的药品可采用通用名。不得随意对药品名称编写代号或使用化学符号。

（3）处方药品剂量和数量一律用阿拉伯数字书写。药品使用剂量以《中华人民共和国药典》或卫生部颁发的药品标准规定为准，如医疗需要，必须超剂量使用时，医师必须在超剂量旁签名方可调配。药品用量单位一律用法定计量单位，如克（g）、毫克（mg）、毫升（ml）、国际单位（IU）等，胶囊剂以片、丸、粒为单位，注射剂以支、瓶为单位，并注明含量。

（4）处方用法以 Sig. 做标示，也可用中文。必须写明一次剂量、每日用药次数、给药途径及给药时间等，一般用拉丁文缩写（表 7 – 1），也可用中文，如每日 X 次，一次 XXmg 等。

（5）处方正文以下空白处应以画线作为正文结束。

表 7 – 1　处方中常用拉丁文缩写用法标示

拉丁文缩写	中文含义	拉丁文缩写	中文含义	拉丁文缩写	中文含义
$\overline{aa}$；$\overline{AA}$	各，各个	q. d.	每天	inhal.	吸入
ad.；add	到，加至	q. h.	每小时	I. M.	肌内注射
a. m.	上午	q. 4h.	每 4 小时	IV	静脉注射
a. c.	饭前	h. s.	睡觉时	iv. gtt.	静脉滴注
a. p.	午饭前	b. i. d.	每日 2 次	PO	口服
p. c.	饭后	t. i. d.	每日 3 次	us. int	内服
p. m.	下午	q. i. d.	每日 4 次	us. ext	外用
q. n.	每晚	Feb. urg.	发热时	O. D.	右眼
Stat.；St	立即	prim. vic	首次服用	O. L.	左眼
p. r. n.	必要时	h.	小时	O. S.	单眼
S. O. S	必要时	gtt.	滴	O. U.	双眼
Co.	复方的，复合的	R.，Rp	取，取药	ss.	一半，半量
Sig .	标记，用法	i. h.	皮下注射		

3. 处方药物总量

一般药品每单处方以 1 ~3 日量为宜，7 日量为限，某些慢性病或特殊情况可适当延长处方开药天数，特殊药品的处方量按有关规定办理。

（1）调配麻醉药品处方，实行双人核对制度。门、急诊病人的麻醉药品处方其注射剂限开一次量，其他剂型不得超过 3 日量，且连续使用不得超过 7 日。癌症患者需使用麻醉药品止痛者，应凭“诊断证明书”在患者户口所在地的区县卫生局办理“麻醉药品专用卡”，患者凭卡在指定医院处方配药，一次发药不超过 5 天常用量，一卡最多使用 1 个月，期满后凭旧卡换取新卡。

（2）精神药品处方的规定基本上与麻醉药品处方规定相同。一类精神药品每张处方不超过 3 日常用量；二类精神药品每张处方不超过 7 日常用量。

（3）毒性药品处方的规定基本上与麻醉药品、精神药品处方规定相同。毒性药品每张处方不超过 2 日极量。

4. 处方有效期限

处方 24h 有效。延期处方经开方医师同意并重新签名后方可调配。需反复多次调配的处方，医师需注明使用次数及使用日期。

5. 处方保存期限

一般药品处方保存 1 年备查；毒性药品、精神药品处方保存 2 年备查；麻醉药品保存 3 年备查。处方到期后，应做好登记，报院长批准销毁。

6. 处方登记制度

药剂科应建立错误处方登记制度，发现差错，立即查明原因并纠正之。处方登记内容包括：日期、医师姓名、病人姓名、处方摘要及错误要点、处理方式、负责药师。

三、处方调配

处方调配程序包括收方、审方、调配药剂、核对处方、发药，其流程如图 7－2。

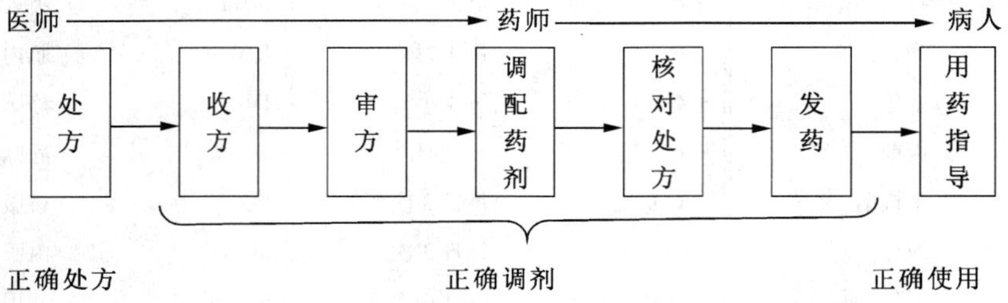

图 7－2 处方调配流程图

1. 收方

收方是病人与药师接触的第一个窗口，收方后应认真审查处方。

2. 审方

审方是一项技术性较高的工作，要求药师有较全面的、熟悉的药学知识。审核处方的内容有：处方填写是否完整；用药是否正确，有无相互作用、配伍禁忌；用药剂量是否合理，不得超过极量；给药方法是否得当。

3. 配方

配方者根据经审查合格的处方，及时调配出质量优良的药剂。配方前要仔细检查核对瓶签、药袋上的姓名和用法、用量是否一致；严格遵守操作规程，严禁用手直接取药；严格查对药名、药品含量与用法、用量，做到所取的药品名称和数量与处方一致。

4. 发药

发药是处方调配工作的最后环节，再认真全面审核处方内容，逐个核对处方与调配的药品是否一致。发药时态度应和蔼、耐心，并应将使用方法如药品用量、间隔时间及用法等向患者交代清楚；对老年人要详细说明药品种类及使用方法，切勿超过剂量；对特殊剂型的药品应交代服用注意事项和贮藏要求；特殊管理的药品要严格执行有关规定。

四、处方分析

分析下列处方是否合理。若合理，按处方要求进行调配，并对患者进行用药指导；若不合理，则说明该处方存在哪些问题。

处方Ⅰ：Rp

异烟肼片 100mg×50

Sig. 100mg t. i. d. PO

利福平片 0. 3mg×100

Sig. 0. 6mg 空腹顿服

吡嗪酰胺片 250mg×100

Sig. 500mg t. i. d. PO

处方Ⅱ：Rp

普萘洛尔片 10mg×10

Sig. 10mg t. i. d. PO

卡托普利片 25mg×20

Sig. 50mg t. i. d. PO

处方Ⅲ：Rp

硫酸亚铁片 0. 3mg×20

Sig. 0. 3mg t. i. d. PO

维生素 C 100mg×20

Sig. 100mg t. i. d. PO

四环素片 0. 25mg×10

Sig. 0. 25mg q. i. d. PO

处方Ⅳ：Rp

阿司匹林片 0. 5g×18

Sig. 0. 5g t. i. d. PO

吲哚美辛片 25mg×9

Sig. 25mg t. i. d. PO

处方Ⅴ：Rp

5% GNS 250ml

青霉素 640 万 U（皮试）

地塞米松 5mg

5% GS 250ml

阿奇霉素 0. 5mg

维生素 B_6 0. 2g

iv. gtt.

处方Ⅵ：Rp

某患者，男，6 岁，无发热，有感冒症状，未做血象检查，医生临床诊断为支气管炎，并开以下处方：

莪术油 250ml

Sig. iv. gtt.

NS 10ml + Inj. Penicillin 160 万 U

Sig. iv. gtt. b. i. d.

NS 10ml + 安络欣 0. 25g

Sig. iv. gtt. b. i. d.

【分析与思考】

(1) 什么是处方药？什么是非处方药？

(2) 简述处方的组成及书写要求；说明处方的调配程序。

（张 虹）

第二节 药品说明书的阅读

随着我国非处方药（OTC）制度的推广和实施，到药店购买药品进行自我治疗的人越来越多。如何正确地阅读药品说明书，并以此指导自己合理地服用药物是一个很重要的问题。

药品说明书中常见的有化学药品说明书和中药说明书两种。下面以化学药品说明书为例，介绍其所包括的主要内容：

1. 药品名称和批准文号

药品说明书最前端通常是药品的名称与批准文号。药品名称包括商品名、通用名和化学名。通用名和化学名世界通用，一般是以英文和译文表示，任何教科书或文章上出现的应是同一名称。至于商品名，每一家生产药厂都可为其产品取一个商品名。因此，相同成分的药品，或是化学名相同的药品，可能有多个商品名。不同的商品名，意味是不同厂家的产品，也意味不同的品质。用药时要认准通用名或者化学名，避免重复服药，导致用药过量中毒。

药品的批准文号由国家食品药品监督管理局核准颁发，写有“国药准字×××××号”。如果写的是“×卫药准字第×××号”，表示该药品由省级医药行政部门核准制造，如果是“卫药输字第×××号”，则指该药品是由国外制造而输入进口的。批号：药品批号一般表示该药的生产日期。但需注意：一些欧洲国家进口药的年、月、日写法常常倒过来表示，按日、月、年排列。美国进口药大多按月、日、年排列，日本进口药大多按年、月、日排列，俄罗斯等独联体国家，则常用罗马数字代表月份。

2. 适应证

适应证或称作用与用途。即根据药品的药理作用及临床应用情况，将使用本品确有疗效的疾病列入适应证范围。此项在一些中成药的说明书中常用“功能与主治”表示。服药一定要在适应证范围内，尤其是OTC药物，应按照适应证服用，避免错服。

3. 用法、用量

说明书上的用量如果没有特别说明，通常指成人剂量。儿童或老年人使用，则需要按规定进行折算。药物用量常注明一日几次，每次多少量；儿童常用每日每千克体重多少量来表示，多简写为毫克/（千克·日）或 mg/（kg·d），再标明分次服用。至于药品的用法，通常是指给药的次数、间隔时间及给药途径。有些中成药用法注明“儿童略减”字样，这个“略减”一般是按年龄分成四种：1 岁以下的用成人量的 1/4，3～4 岁用成人量的 1/3，4～7 岁用成人量的 1/2，7～15 岁用成人量的 2/3，15 岁以上按成人用量给药。

4. 不良反应

指在按规定剂量下正常应用该药品的过程中产生的与治疗无关的副作用、毒性和过敏反应等。许多药物在使用过程中会出现各种不良反应，除药物本身的特性外，还与用药者的身体素质、健康状况有关。如有过敏体质的人使用青霉素、链霉素容易发生过敏反应。有些药品口服后会刺激胃肠道引起恶心、呕吐等反应，有些药物对肝、肾有毒性等，这些不良反应在说明书中都会注明。注意阅读不良反应，加强用药的自我监测，有助于一旦出现不良反应，及时采取措施。

5. 禁忌证

列出了禁止应用该药品的人群或疾病情况。

6. 注意事项

说明使用该药品时必须注意的问题，如服药期间的饮食禁忌、需要慎用的情况、用药过程中需要观察的情况和用药对临床检验的影响等。为了安全使用药物，必须列出该药的慎用、忌用和禁用对象。“慎用”、“忌用”和“禁用”这三个词语虽只有一字之差，但嘱咐的轻重程度却大不相同。“慎用”提醒服药的人服用本药时要小心谨慎。就是在服用之后，要细心地观察有无不良反应出现，如有就必须立即停止服用；如没有就可继续使用。“忌用”比“慎用”进了一步，已达到不适宜使用或应避免使用的程度。标明“忌用”的药，说明其不良反应比较明确，发生不良后果的可能性很大，但人有个体差异而不能一概而论，故用“忌用”一词以示警告。比如患有白细胞减少症的人要忌用苯唑西林，因为该药可减少白细胞。“禁用”，这是对用药的最严厉警告。禁用就是禁止使用。比如对青霉素有过敏反应的人，就要禁止使用青霉素类药物。

7. 孕妇及哺乳期妇女用药

着重说明该药品对妊娠过程的影响以及对受乳婴儿的影响，并写明可否应用本品及用药注意。

8. 药物相互作用

列出与该药产生相互作用的药物并说明相互作用的结果及合并用药的注意事项。

9. 规格

包括药品最小计量单位的含量及每个包装所含药品的数量。是指该药每片或每支的含量。

10. 贮藏

指药品的贮存条件，包括温度、湿度、明暗等。此项为药品保存中的一些要求，多数药品均需避光、密闭并在阴凉、干燥处保存。许多生物制品需冷藏或低温保存。变质的药物绝对不能服用。内服和外用的药分开存放，特殊药品要单独存放（如安眠药、毒性药）。

11．有效期

指该药品被批准的使用期限。许多药品均注明有效期，药品超过有效期或达到失效期后则为过期失效，过期药物绝对不能服用。口服液出现漏液或酸败；片剂出现裂片、变色或霉变；胶囊剂出现粘连、结块；气雾剂喷不出药雾；眼药水开封使用超过1个月；消毒敷药包装袋已破损；糖浆剂出现沉淀、混浊、霉变；嗅之有异味，打开后有气泡产生；如果药品出现上述情况，即使在有效期内也不能服用。

12．生产企业

指生产该药品的企业，包括名称、地址等。

此外，在有可靠的实验或文献依据时，应客观、科学地书写药理毒理、药代动力学、儿童用药、老年患者用药、药物过量等项，否则说明书中不再保留该项标题。

【分析与思考】

（1）你认为什么样的药品说明书是合格的？

（2）你认为怎样服药才能发挥药品的最大效果？为什么？

（3）你知道干吞药片有什么害处吗？你认为可以用各种饮料替代水来送服药品吗？

（4）你知道什么时间服药才能发挥药品的最佳效果吗？

（樊一桥）

第三节　药理学设计性实验基础知识

一、设计性实验的基础知识

实验设计是科学研究计划中关于研究方法与步骤的一项内容，是实验研究所涉及的各项基本问题的合理安排。严密合理的实验设计是顺利进行研究工作的保证，同时也能最大限度地减少实验误差以获得精确可靠的实验结论，甚至可以使研究工作事半功倍。

（一）设计性实验的选题

题目的选择是至关重要的，决定该项工作的价值和实验的成功率。一般实验题目的选择从以下几个方面着手：

1．实用性

指选题要有明确的理论意义或实践意义。对于我们高职学生来说，由于各种条件的限制，选题范围不宜太宽，条件要求不宜太高；同时又能与制药企业紧密结合，为企业的需求服务就更好了。根据药理学所学知识，结合企业的产品开发，通过检索国内外有关的文献，在实验室能提供的条件下，尽可能保证所选择题目的实用性。

2．目的性

此项实验研究要解决什么问题，达到什么目的，这是在选题之前要思考的。一般研究的目的主要是药物作用、作用机制等。

3．科学性和可行性

实验设想要有科学依据，而不是凭空想象。这里要有科学的构思、充分的论证和严密的设计，并在实践中进行证明。同时，在选择和设计实验题目的过程中，还要考虑到实验的可行性，即进行实验研究所必需的实验条件，这是实验得以进行的必要前提。

（二）设计性实验的基本要求

1．明确实验研究目的

实验设计，首先应考虑的就是明确实验研究目的。根据实验的中心问题，进行实验内容设计，做到心中有数，有的放矢。

2．确定实验组和对照组

实验组和对照组之间除了处理不同，其他条件均应相同，保持实验条件均衡或齐同条件对比的原则。

3．确定实验方法、项目和指标

在实验设计中要求观察的指标、项目和方法等都要有明确的规定和说明。要注意选择能反映被研究问题的本质（药物作用及其机制）的关键指标；且能用客观方法，定性或定量地加以测量，取得准确可靠的数据。指标的选定需符合特异性、客观性、重复性、灵敏性、精确性、可行性等原则。

4．确定实验对象和数量

实验对象的选择十分重要，对实验结果有着极为重要的影响。药理学实验主要实验对象包括整体动物（正常动物、麻醉动物和病理模型）、离体器官、组织及细胞等。根据实验目的、方法和指标的要求决定实验动物、样本及数量。在教学实验中则可以将全实验各组结果合并统计处理，以保证样本数量上的要求。一般小动物（大、小鼠）每组 8～12 只，较大动物（兔、狗）每组 5～8 只，但总量应符合统计要求。

5．进行预试验

预试验的目的在于检查实验方法和实验步骤是否切实可行，测试指标是否稳定、灵敏；初步了解实验结果与预期结果是否接近；为正式实验提供补充和修正的意见和经验，从而大大提高实验的效率，避免盲目性。通过预试验，可拟出实验记录的内容，以保证正式实验能有条理、按顺序进行，不致遗漏重要的观察项目，便于对结果进行统计分析。

6．资料整理

每次实验都必须随时记录，每一阶段结束时，都要将记录的资料进行必要的整理、分析，经过正确的统计处理，作出结论，写出报告。

二、设计性实验的基本原则

为了提高研究效率，控制误差和偏倚，药理学实验设计同其他科学研究一样必须遵循三大基本原则，即：对照、随机和重复原则。

1．对照原则

比较研究是科学实验不可缺少的条件，任何实验都要求不能缺少对照组研究。只有对照才有比较的基础；没有比较，就难以鉴别，也就缺乏科学性。所以实验设计必须设立对照组。对照组与实验组之间除用以实验的药物给予或不给予处理的区别之外，其他条件，如实验动物、实验方法、仪器、环境及时间等均应一致。特别注意：在动物实验中对照组与实验组要求挑选种属、性别、窝别、年龄、体重、健康状况等方面相同的动物，以保证得出药物作用的准确结果。

对照是比较的前提。在生物学实验中存在许多影响因素，为消除无关因素对实验结果的影响，实验中必须设立对照组。对照应符合齐同可比的原则，除处理因素不同外，其他非处理因素尽量保持相同，从而使实验误差尽可能缩小。如实验动物要求种属、性别、年龄相同，体重相近；实验的季节、时间和实验室的温度、湿度也要一致；操作的手法前后要相同等。

根据实验研究的目的和要求不同，可选用不同的对照形式，常用的对照形式有：空白对照（正常对照）、实验对照（阴性对照）、标准对照（阳性对照）、自身对照、相互对照（组间对照）等。

（1）空白对照　是指在模拟实验组处理的“空白”条件下进行观察的对照。即除不用被研究的药物外，对照组的动物要经过同样的处理，如给予生理盐水或不含药物的溶媒。其优点是可比性较好。有时，也在不给任何处理的对象上取得观测值，例如各生理常数，称之为正常对照。

（2）标准对照　指以标准值或正常值作为对照，在标准条件下，将已知经典药物与实验药进行对照，又称“阳性对照”。必要时可设两个作用机制不同的阳性对照药物。

（3）同因素不同水平的对照　系在实验组分若干剂量组互为对照进行对比，说明量－效关系或药效的剂量依赖性，一般设2～3个剂量组。

（4）自身前后对照　上述三种对照组都属于组间对照。有的实验可在对象自身上进行给药前后的对照比较，其前提是前后条件一致，且指标对时间稳定。这在急性实验时易于满足，但慢性实验时难以保证，故尚需设立组间对照来说明问题。

2. 随机原则

即所研究总体中的每一个研究对象都有同等的机会被分配到各组中去，随机的目的是将样本的生物差异平均分配到各组。以减少主观因素的影响或避免影响或避免偏性误差，使样本的生物差异均衡地分配到各组中去。实验中凡可能影响结果的一切非研究因素都应随机化处理，使各组样本的条件尽量一致，消除或减小组间人为的误差，从而使处理因素产生的效应更加客观，实验结果更为可靠。

3. 重复原则

重复是指实验中受试对象的例数或实验次数要达到一定的数量，它包含有两方面的意思，即：重复性和重现性。重复除可增加可靠性外，也可知道实验变异情况。重复次数多少要根据实验要求和性质，主要药效指标稳定的实验，一般重复2～3次。若样本量过少，可能把个别现象误认为普遍现象，把偶然或巧合事件当作必然规律，其结论的可靠性差。如样本过多，不仅增加工作难度，而且造成不必要的人力、财力和物力的浪费。所以，在进行实验设计时要对样本大小作出科学的估计，以满足统计处理的要求。

三、设计性实验举例

例一：未知物的鉴定

【目的和原理】

1. 目的

通过合理的实验设计，利用离体实验方法快速、准确地鉴定未知物。观察传出神经系统药物对离体肠管平滑肌的影响。

2. 原理

乙酰胆碱能够激动肠管平滑肌上 M 受体，使肠管收缩。阿托品为乙酰胆碱竞争性拮抗剂，可以阻断乙酰胆碱对肠管的收缩作用，而单独使用阿托品对正常状态的肠管作用不明显。肾上腺素通过激动平滑肌上 α、β 受体使肠管松弛。

【药品和器材】

1. 药品

3×10^{-4}M 乙酰胆碱，3×10^{-3}M 阿托品，3×10^{-5}M 肾上腺素（随意编号为 A、B、C）。

2. 器材

超级恒温水浴，麦氏浴管，高位吊瓶，“L”形通气钩，张力换能器，氧气瓶，剪刀，眼科镊子，缝合针、线，平皿，注射器。

【实验动物】

家兔，雌、雄均可。

【方法及结果】

（1）合理设计实验方案，以便快速、准确地检定各未知物（A、B、C）均为何种药物。

（2）按照实验设计，通过离体实验方法确定未知物成分。

例二：抗炎作用实验

【目的和原理】

1. 目的

通过合理的实验设计，进行药物抗炎作用的实验研究；熟悉常用炎症模型的制作。

2. 原理

制作合适的炎症模型，考察药物的抗炎作用。常用炎症模型有：

（1）急性炎症模型　大鼠足跖角叉菜胶、异体蛋白致肿法，小鼠耳二甲苯致炎法。

（2）亚急性炎症模型　大鼠棉球肉芽肿法、大鼠皮下气囊法。

（3）免疫性炎症模型　大鼠佐剂性关节炎。

【药品和器材】

1. 药品

某制药企业提供的供试药。

2. 器材

天平，鼠笼，注射器（2ml、0.25ml），软尺，记号笔。

【实验动物】

大鼠，体重 150 ~200g，雌、雄各半。

【方法及结果】

合理设计实验方案，考察药物的抗炎作用；写出报告。

（樊一桥）

第四节 合理用药和药学咨询服务

药物是人类防治疾病、维护自身健康、保持世代生生不息的物质基础，是临床治疗的重要手段之一。但药物具有二重性，在防治疾病的同时，都或多或少地产生一些不利的反应甚至对机体造成危害。目前在国内不合理用药现象极为严重，浪费药品、延误治疗、药疗事故、药源性疾病等严重危害人类健康与生命安全，滥用药物增加了有限的社会资金和人类生存空间日益匮乏的资源负担。为了人类的生存和健康，不仅要研制更多、更有效的药物，而且应当合理使用现有药物，让其发挥应有的生物医学效益、社会效益和经济效益。作为新世纪医生的职责不仅是治病，更主要的是治病人；药师的职责不仅是给病人发药，更主要的是给病人用药。加强用药指导是促进合理用药的有效途径，也是药师义不容辞的责任。

一、合理用药

（一）合理用药的概念

合理用药（rational drug use）的概念是人们在长期用药实践中总结出来的。是指以现代的、系统的医药知识，在了解疾病和了解药物的基础上，从大卫生观角度出发，安全、有效、适时、简便、经济地使用药物。内罗毕国际合理用药专家研讨会曾指出："合理用药要求：对症开药，供药适时，价格低廉，配药准确以及剂量、用药间隔时间和用药时间均正确无误，药品必须有效、质量合格、安全无害"。世界卫生组织（WHO）1987 年提出合理用药的标准是：①处方的药应为适宜的药物；②在适宜的时间、以公众能支付的价格保证药物供应；③正确地调剂处方；④以准确的剂量、正确的用法和用药日数服用药物；⑤确保药物质量安全、有效。世界卫生组织（WHO）和美国卫生管理科学中心（MSH）1997 年对合理用药制定了一个生物医学标准：药物正确无误；用药指征适宜；疗效、安全性、使用、价格对病人适宜；剂量、用法、疗程妥当；用药对象适宜（无禁忌证、不良反应小)；调配无误（包括提供适宜的用药信息）；病人依从性良好。20 世纪 90 年代以来，国际上药学界的同仁已就合理用药问题达成共识，给合理用药赋予了更科学、更完整的定义：以当代药物和疾病的系统知识和理论为基础，安全、有效、经济、适当地使用药物。

（二）合理用药的基本要素

合理用药是指诊断、处方、标示（labeling)、包装、分发以及病人遵嘱治疗的整个过程。从用药过程和结果考虑，合理用药包括安全性、有效性、经济性和适当性四大基本要素。

1．安全性

安全性是强调让用药者承受最小的治疗风险获得最大的治疗效果，即获得单位效益所承受的风险应尽可能小。安全性是合理用药的首要条件，直接体现了对病人和公众切身利益的保护。

2．有效性

通过药物的作用达到预定的目的。有效性是合理用药的基本条件。

3．经济性

经济性是指单位用药效果所投入的成本（成本/效果）应尽可能低，获得最满意的治疗效果。随着社会的发展，卫生保健水平不断提高，人们对药物的需求量增加，超过了社会的总供给能力。造成药品供需矛盾的主要原因，不是药品产量不足，而是社会支付能力有限，且不合理用药造成严重的药品浪费，也加重了国家和社会的经济负担。因此经济地使用药物成为合理用药的新内容。

4．适当性

合理用药最基本的要求，是将适当的药品以适当的剂量，在适当的时间，经适当的途径，给适当的病人，使用适当的疗程，达到适当的治疗目标。适当性的原则强调尊重客观现实，立足当前医药科学技术和社会的发展水平，避免不切实际地追求高水平的药物治疗。

（三）合理用药的原则

合理用药是临床用药的理想境界，只有向患者提供准确、翔实的药物信息并进行正确的用药指导才能确保人民用药安全、有效、经济、合理。合理用药主要包括合理选择药物、合理用量、合理用法、合理停药、合理并用药物等几个方面。

1．合理选择药物

根据具体适应证纵向选择药物，应严格掌握适应证，对症下药，因人施治，严禁滥用；对可用可不用的情况尽量不用；掌握药物的不良反应，权衡利弊。同时要按照药物的作用特点、疗效及不良反应进行归类、横向比较，以便作出最佳选择。

2．合理用量

每一种药品均规定了常用量，但患者个体因为药物的反应性、耐受性、吸收、代谢等受年龄、体重、性别、种族、遗传及病情等多种因素的影响而存在很大差异，因此药物合理用量要根据病人的情况用量个体化。

3. 合理用法

用药途径每种药品有具体规定，必须严格遵守。同时要特别注意用药的间隔时间、用药时辰以及用药与进食和其他药物应用的先后顺序等关系。

4. 合理停药

合理停药是合理用药的一项重要内容。一些毒性较大、半衰期较长的药物，易引起蓄积中毒，应及时停药；精神药品久用易产生依赖性，一般用药不超过 3 个月；成瘾性药品如吗啡、哌替啶等不能超过 5 天；长期应用广谱抗生素可引起二重感染，氯霉素可引起再生障碍性贫血，一般用药不超过 2 周。但合理延长给药时间可以巩固疗效，防止疾病复发，如抗结核病治疗，病情稳定后继续服药 1 年左右；抗精神病药物治疗，维持用药 1 ~ 2 年左右。停药时应采取逐渐减量的方法，防止停药反应的发生。

5. 合理并用药物

两种以上的药物并用，在药动学和药效学上可互相影响，相互作用的效应可以是协同、拮抗、累加和无关四种情况。合并用药的目的是增强药物的防治作用，减少不良反应和延缓细菌耐药性的产生。

二、药学咨询服务

（一）药学咨询服务的目的及要求

药学咨询服务是药学工作者的重要工作之一。药学咨询服务主要是针对医师和取药病人经常遇到的问题，给予专业性的答复，如给药方法、给药剂量、药物配伍变化、新药知识、中毒及解救等。这些问题既涉及药学专业知识，又涉及临床药学和一些与药学专业紧密相关的物理和化学知识，因此作为药师，不仅能调配出质量优良的药剂，而且应该能够以科学的知识提供切实可靠的用药信息。药学咨询服务的目的是通过提供用药信息，指导临床合理用药，从而提高药物治疗水平，尽量减少和避免药物的不良反应，使患者能够安全、合理、有效地使用药物。

药学咨询服务质量的高低，直接影响药物治疗水平和病人的愈后，要做好该项工作，要求做到以下几点：

（1）具有较高的专业理论知识水平与实践经验，要熟悉药学情报工作。

（2）要掌握药品的药理作用及作用机制，熟悉药品在体内的吸收、分布、代谢、排泄过程及规律，熟悉药品不良反应及应用中的注意事项。

（3）要熟悉药品的剂量、规格、用法及各复方制剂中的药物成分，了解药物间的配伍禁忌。

（4）要掌握儿童、老年及特殊生理、病理病人的用药特点，制定合理化的给药方案。

（5）要掌握心理学知识，合理调整咨询人员和服务对象之间的相互关系，以通俗易懂的方式给病人以专业技术指导。

（6）要用良好的职业道德规范自己的行为，以“救死扶伤，实行革命人道主义，全心全意为人民服务”为己任，提高药物咨询质量，确保药物治疗效果。

（二）药学咨询服务的内容及方法

药学咨询服务的主要工作之一是用药指导。用药指导的目的是充分发挥药物疗效，避免或减少可能发生的毒副反应。要做到这一点，要在了解患者病因、病症和药物固有特性的基础上，运用药学知识，从选择最佳药物及其制剂，或按医师处方及时、准确地调配质量合格的药剂，向病人说明所选药物的服药时间、用药剂量、给药途径、使用疗程和影响药物作用的各项因素等方面对患者进行正确的用药指导。

1. 选择适当药物

首先要在明确诊断的前提下根据病情特点，结合药物作用及作用机制等特性，选择针对性强、疗效高的药物进行对症和对因治疗。如缺铁性贫血时使用铁剂，失眠时可用镇静催眠药，革兰阳性细菌感染可选青霉素等药物治疗等。选择药物时既要注意适应证又要排除禁忌证，还应重视药物之间的相互作用。

2. 制定合理给药方案

（1）首先要确定给药时间　一般情况下饭前服药吸收较好，发挥作用较快，但有些药物因其作用、制剂和其他因素，在特定的时间给药，才能发挥应有的疗效和避免不良反应发生，如对胃肠有刺激的药物宜在饭后服用，催眠药宜在睡前服用，驱虫药适合清晨（空腹）服。药师要向病人说明各药的具体使用时间。

（2）选择适当的给药剂量　一般用药剂量按药典或药品说明书规定，除非必要，不应采用或超过极量，否则引起医疗事故，应负法律责任。

（3）选择适宜的给药途径　不同给药途径可因吸收、分布、代谢、排泄过程的差异，使药物效应强弱呈现明显不同，甚至可致药物作用性质的改变，为此，应依据病情需要和药物剂型特点，选择合适的给药途径。

（4）确定给药间隔时间及疗程　给药间隔时间对于维持稳定的有效血药浓度起重要作用，尤其是化疗中的抗感染药物和抗肿瘤药，血药浓度波动过大，常可导致病原体或肿瘤细胞产生耐药性，造成治疗困难。一般用药次数应根据病情需要以及药物在体内的消除速率而定，通常用药间隔时间决定于药物的半衰期，可结合病人体质、药物疗效和不良反应等情况适当调整。疗程长短依据疾病和病情而定。

3. 考虑影响因素

在选择药物、制定给药方案的时候，还应考虑影响药物作用的其他因素。

（1）要注意询问患者的病史，以防所选药物对原有疾病的加重，如冠心病并发支气管哮喘的患者，若使用普萘洛尔治疗心绞痛时可诱发和加重哮喘发作。

（2）要注意年龄、性别和个体的差异性对药物作用的影响　小儿由于机体发育尚未成熟，对药物的反应与成人有所不同；老年人的生理功能和代偿适应能力都逐渐衰退，对药物的代谢和排泄功能降低，因此对药物的耐受性也较差；妇女由于生理情况不同，用药亦需慎重，如在月经和怀孕期间，剧烈的泻药可能会引起出血或流产，有些药物可引起胎儿畸形；有的病人服用药物后，可出现一般人不会出现的反应如变态反应等。在用药时必须注意上述这些特点。

（3）使用新药时必须慎重，应预先参阅有关资料，做到心中有数。对某些新药要特别注意观察不良反应的发生情况，以确保病人用药安全。

（4）还应考虑病人依从性的问题　病人依从性是指患者能否遵嘱，依从性不仅依赖于病人接受医师提供的医疗信息，还取决于医师或药师说服病人认识治疗的价值，并使病人感受到医师或药师的负责态度、同情心、关怀和体贴，使心理治疗寓于药疗之中。依从性还与药物外观、口感、使用是否方便、使用药物次数、不良反应轻重、是否容易识别有关。病人的依从性是确保用药质量的一个重要因素。通过改善服务态度、提高工作质量、简化治疗方案、改进药品包装等措施提高病人的依从性，并加强病人依从性教育也是用药指导的一项重要内容。

三、药学咨询服务应用举例

例一：某男，46岁，自称“感冒”来药店买药。

药师：

1. 了解基本情况及病情

（1）年龄？性别？职业？何时开始不舒服的？

（2）发热吗？体温是多少？是突然出现高热的吗？几天了？

（3）全身酸痛吗？有头痛、咽干、流鼻涕、打喷嚏等症状吗？

（4）有眼睛红、痒、鼻痒、突发性打喷嚏等情况吗？

2. 根据症状选用药物

注意药物的商品名、通用名、别名，防止重复用药。

（1）疾病评估　若以鼻咽部发干、打喷嚏开始，然后出现流涕、鼻塞等症状，发热较低，全身症状轻者，一般为普通感冒。若发病急，寒战、高热（38～39℃），伴有全身不适、肌肉酸痛，上呼吸道症状如鼻塞等比全身症状出现的晚者一般为流行性感冒。

（2）对症荐药　若确定为普通感冒，应根据患者感冒症状的不同，选择不同的抗感冒药。

感冒初起，鼻塞、咽干、流涕、喷嚏等（临床称为卡他症状）可选用复方伪麻黄碱缓释胶囊等。

畏寒、发热、头痛初起，伴有全身肌肉、关节痛，可选用阿司匹林、对乙酰氨基酚、布洛芬、芬必得、萘普生、贝诺酯、牛磺酸等，复方制剂如复方对乙酰氨基酚片，处方药散利痛片等。

感冒症状较重，发热、头痛、流涕、鼻塞、咽痛、咳嗽、咯痰等，可选用含有伪麻黄碱、马来酸氯苯那敏、二氧丙嗪、人工牛黄、右美沙芬等复方抗感冒药。

3. 必要的说明

建议患者注意卧床休息，多喝水，保持口腔卫生，适当增加营养，补充维生素，室内通风换气。

用药前请仔细阅读药品说明书，并向患者说明药品使用情况。

如患者持续高热不退、咳嗽，伴有黄痰、咽痛、胸痛等，立即到医院就医。

例二：某孕妇，患麦粒肿，医生开具处方氧氟沙星滴眼液和熊胆眼药水，购药后来咨询孕妇是否可用？

药师：怀孕几个月了？

患者：已经6个月。

药师：氧氟沙星说明书上都规定本品不能用于12岁以下的儿童，因为影响软骨发育。

滴眼液用量很少，吸收也有限，但用药不当可从鼻泪管进入口腔而被吸收。在本品眼膏说明书中（孕妇及哺乳期妇女用药）表述为：只有在其治疗的有益性高于可能发生的危险时方可给药（对妊娠期间的安全性尚未明确）。但如症状不严重，可用可不用时，尽量不用为好，条件允许可采用理疗等方法治疗。至于熊胆眼药水，很抱歉，由于手头缺少有关资料，请你再与医生沟通一下。

【分析与思考】

（1）合理用药有几大基本要素？

（2）为确保合理用药，药学咨询服务的内容有哪些？

（张　虹）

附　　录

附录一　BL－410 生物信号采集处理系统简介

BL－410 生物信号采集、放大卡是一台程序可控的、带 4 通道生物信号采集与放大功能，并集程控刺激器于一体的硬卡。BL－410 生物信号显示与处理软件利用计算机强大的图形显示与数据处理功能，可同时显示 4 道从生物体内或离体器官中探测到的生物电信号或张力、压力等生物非电信号的波形，并可对实验数据进行存贮、分析及打印。

BL－410 生物功能实验系统主界面从上到下依次分为标题条、菜单条、工具条、生物信号显示窗口、状态条等。在生物信号显示窗口的右边为控制区和信息区切换按钮，控制区从上到下分为 4 个通道、BL－410 硬卡参数调节及扫描速度调节与显示区和特殊实验标记选择区；在主界面左上角有一个设置刺激参数对话框。

1．性能特点

4 通道高性能、全程控的生物电信号采集与放大器；4 通道 12 位、40KsPs 采样率的 A/D 转换器；程控全导联心电选择；程控电刺激器；记滴和耳机监听功能。信号采集、处理硬卡为内置式，刺激器、放大器、监听器、记滴器均高度集成在该卡上，节省外围实验空间。生物信号由一面板引导（附图 1－1）：CH1、CH2、CH3、CH4：5 芯生物信号输入接口。监听：2 芯监听输出接口。记滴：2 芯记滴输入接口。刺激：2 芯刺激输出接口。

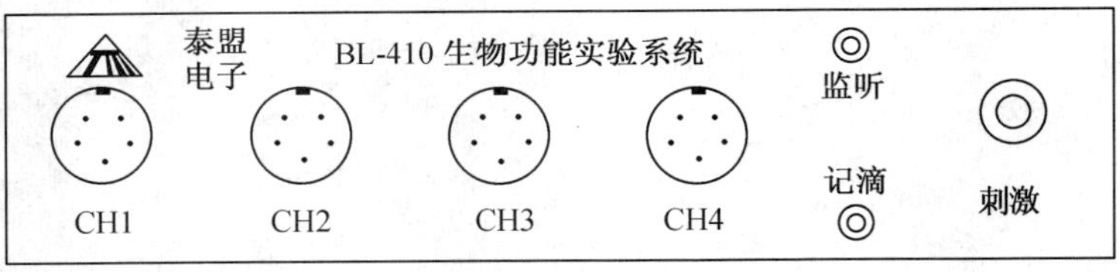

附图 1－1　BL－410 生物功能实验系统生物信号引导面板

通道 1、2、3、4 输入接口可以直接连接引导电极，用以输入电信号，也可以连接张力或压力传感器，用来输入张力或压力信号。这 4 个通道的性能指标完全一样，它们之间完全可以互换使用。

2．软件操作

实验菜单：

（1）输入信号　当用鼠标单击菜单条上的“输入信号”菜单项时，“输入信号”下拉式菜单将被弹出。当选择该命令后，会向右弹出一个输入信号选择子菜单，用于具体指定 1 通道的输入信号类型。具体的输入信号类型包括动作电位、神经放电、肌电、脑电、心电、慢速电信号、压力、张力、呼吸以及温度等信号。当选定了 1 通道的输入信号类型后，可以再通过“输入信号”菜单继续选择其他通道的输入信号。当选定所有通道的输入信号类型之后，使用鼠标单击工具条上的“开始”命令按钮，就可以启动数据采样，观察生物信号的波形变化。例如，从 1 通道选择的输入信号为“神经放电”，2 通道选择的输入信号为“压力信号”，然后启动波形显示，就可以代替实验项目中的“减压神经放电”实验模块，在 1 通道上观察减压神经放电，2 通道上观察动脉血压。如果将 1 通道的输入信号选为“神经放电”，2 通道的输入信号选为“呼吸”，则可代替实验项目中的“膈神经放电”实验模块。

（2）实验项目　当用鼠标单击顶级菜单条上的“实验项目”菜单项时，即出现“实验项目”下拉式菜单：菜单中包含有 8 个菜单项目，它们分别是肌肉神经实验、循环实验、呼吸实验、消化实验、感觉器官实验、中枢神经实验、泌尿实验以及其他实验。这些实验项目组将生理及药理、病理生理实验按性质分类，在每一组分类实验项目下又包含有若干个具体的实验模块，当选择某一类实验，如肌肉神经实验时，则会向右弹出一个包含该类具体实验模块的子菜单。可以根据自己的需要从中选择一个实验模块，当选择了一个实验模块之后，系统将自动设置该实验所需的各项参数，包括信号采集通道、采样率、增益、时间常数、滤波以及刺激器参数等，并且将自动启动数据采样，使实验者直接进入到实验状态。当完成实验后，根据不同的实验模块，打印出的实验报告包含有不同的实验数据。例如：当选择“肌肉神经实验”项目组中的“神经干动作电位的引导”实验模块后，系统将自动把生物信号输入通道设为 1 通道，采样率设为 20 000Hz，扫描速度设为 0.625ms/div，增益设为 200 倍，时间常数设为 0.01s，滤波设为 10kHz，刺激器参数设为：单刺激，波宽 0.05ms，强度 1 为 1.0V。所有实验的开始均从“输入信号”或“实验模块”中进入。

（3）数据处理　用鼠标单击顶级菜单条上的“数据处理”菜单项时，“数据处理”下拉式菜单将被弹出。数据处理菜单中包括有微分，积分，频率直方图，序列密度直方图，非序列密度直方图，频谱分析，计算直线回归方程，计算 PA_2、PD_2、LD_{50}、ED_{50}，计算半衰期，两点测量，区间测量，细胞放电数测量，心肌细胞动作电位测量等 14 个命令。

（4）工具菜单　工具菜单包括画图、Windows 资源管理器、计算器、Excel、Word 等。

（5）工具条　约有 10 项可供选择。

（6）时间显示窗口　用于显示记录波形的时间。如果未进行数据记录，时间显示窗口将不显示时间变化；如果进行实验记录，则时间显示窗口将显示记录波形的时间。这样，在反演时波形的时间显示就与实际实验中的时间相一致，就可观察波形随时间的变化而变化。这里所指的时间是一相对时间，即相对于记录开始时刻的时间，记录开始时刻的时间为 0。时间显示窗口，还具有区域选择的功能。有两种区域选择方法：一是在某个通道显示窗口中选择这个通道中的某一块区域，二是在时间显示窗口中选择所有通道同一时间段的区域。如选择所有通道同一时间段区域的方法是：首先在选样区域的起始位置按下鼠标左键，其次在按住鼠标左健不放的情况下向右拖动鼠标以选择选择区域的结束位置，这时所有通道被选择区域均以反色显示。最后在确定结束位置后松开鼠标左键完成区域选择。

（7）分时复用区　主界面的最右边是一个分时复用区。在该区域内包含有 4 个不同的分时复用区域，分别是控制参数调节区、显示参数调节区、通用信息显示区和专用信息显示区。它们通过分时复用区顶部的切换按钮进行切换。

（8）控制参数调节区　控制参数调节区是 BL – NewCentury 软件用来设置 BL – 410 硬卡参数以及调节扫描速度的区域，对应于每一个通道有一个控制参数调节区，用来调节该通道的控制参数。

控制参数调节区从上至下分为 3 个部分，它们分别是：信息显示区、硬件参数调节区和扫描速度调节区 3 个部分。信息显示区包括通道信号类型显示和简单测量信息显示 2 个部分；硬件参数调节区则包括增益调节旋钮、时间常数调节旋钮、滤波旋钮、50Hz 滤波按钮等 4 个调节器。

根据放大信号是交流信号还是直流信号各分为 11 档。如果放大的信号为交流信号（即时间常数不在 DC 档位上），那么增益从小到大分别是：20、50、100、200、500、1000、2000 倍上。如果放大的信号为直流信号，那么增益从小到大分别是：2、5、10、20、50、100、200、500、1000、2000、5000 倍，共 11 档。时间常数分为 5 档，它们从小到大分别是：0. 001s、0. 01s、0. 1s、5s、DC。高频滤波分为 8 档，从小到大分别是：0. 3Hz、3Hz、30Hz、100Hz、300Hz、1kHz、3. 3kHz、10kHz。50Hz 滤波按钮用于启动 50Hz 抑制和关闭 50Hz 抑制功能。

（9）刺激调节　在设置刺激器参数对话框中有两个属性页，它们分别是设置和程控，每一个属性页相当于一个子对话框。

实验结束后，单击设置菜单，输入实验组人员名单、组号，以及实验标题、实验相关数据，打印实验报告。

（商　捷）

附录二 常用生理溶液的成分和配制

常用生理溶液的成分和配制见附表 2－1。

附表 2－1 常用生理溶液的成分和配制（g/L）

成分 \ 名称	任氏液（Ringer）	乐氏液（Locke）	台氏液（Tyrodes）	克氏液（Krebs）	邵氏液（Thornton）	生理盐水（NS）	
用途	用于两栖类心脏	用于哺乳类心脏	用于哺乳类离体小肠	用于肝、脑、肾、脾	用于哺乳类离体肺	两栖类	哺乳类
NaCl	6.50	9.00	8.00	5.54	1.65	6.50	9.00
KCl	0.14	0.42	0.20	0.35	0.46	—	—
$NaHCO_3$	0.20	0.10～0.30	1.00	2.10	2.52	—	—
NaH_2PO_4	0.01	—	0.05		0.25	—	—
KH_2PO_4	—	—	—	0.162	—	—	—
$MgCl_2$	—	—	0.10	—	—	—	—
$MgSO_4$	—	—	—	0.29	0.022	—	—
$CaCl_2$	0.12	0.24	0.20	0.28	0.05	—	—
葡萄糖	2.00（可不加）	1.00～2.50	1.00	—	—	—	—
加蒸馏水至（ml）	1000	1000	1000	1000	1000	1000	1000

注：（1）表中各溶液的成分、含量、用途各家主张不一，但均大同小异。

（2）配法：先将几种盐类溶解，然后再加 $CaCl_2$ 母液，最后加蒸馏水 1000ml。

（3）葡萄糖应在临时加入，以免滋长细菌。

附录三　常用实验动物的生理常数

常用实验动物的生理常数见附表 3－1。

附表 3－1　常用实验动物的生理常数

生理常数	猴	犬	猫	兔	豚鼠	小鼠	大鼠
寿命（年）	7～30	10～20	8～12	5～8	4～8	1～2	2～5
呼吸（次/min）	30～50	20～30	30～50	50～90	100～140	100～200	60～110
心率（次/min）	150 ～240	100～240	150～200	150～220	200～280	300～500	250～450
血压（mmHg）（收缩压/舒张压）	160/100	120/80	120/95	110/70	100/75	110/80	130/90
肛门体温（℃）	38.5±1.0	38.5±1.0	38.5±1.0	38.5±1.0	39±1.0	37±1.0	38.5±1.0
血红蛋白（g/L）	126	117～183	70～130	110～125	110～170	90～148	100～170
红细胞（$\times10^{12}$/L）	6～7	4.5～8	6～8	5～6	5	9	10
白细胞（$\times10^{9}$/L）	20	8～15	9～18	7～12	7～15	7～12	5～15
淋巴细胞（%）	64	20	31	20～90	55～70	68	60～70
单核细胞（%）	1	5.2	4	1～4	3～12	4	2.3
中性粒细胞（%）	15～35	70	59	1～3	1～10	2	22
嗜酸粒细胞（%）	4	4	5.5	1～3	1～10	2	22
嗜碱粒细胞（%）	0.1	–	–	0.5～10	0～5	0.5	0.5
血小板（$\times10^{9}$/L）	–	126～311	250	400	100～300	157～260	100～300

附录四　常用脱毛剂的配制

常用脱毛剂的配制配方：

（1）硫化钠3份、肥皂粉1份、淀粉7份，加水混合，调成糊状软膏。

（2）硫化钠8g、淀粉7g、糖4g、甘油5g、硼砂1g、水75 g，调成稀糊状。

（3）硫化钠8g溶于100ml水内，配成8%硫化钠水溶液。

（4）硫化钡50g、氧化锌25g、淀粉25g，加水调成糊状；或硫化钡35g、面粉或玉米粉3g、滑石粉35g，加水调成糊状。

（5）生石灰6份、雄黄1份，加水调成黄色糊状。

（6）硫化碱10g（染土布用）、生石灰（普通）15g，加水至100ml，溶解后即可使用。

上述（1）～（3）配方，对家兔、大白鼠、小白鼠等小动物脱毛效果较佳。脱一块15cm×12cm的被毛，只需5～7ml脱毛剂，2～3 min即可用温水洗掉脱去的被毛。第（6）种配方对狗的脱毛效果较佳。

附录五　特殊试剂的保存方法

1. 氯化乙酰胆碱

本试剂在一般水溶液中易水解失效，但在 pH 值为 4 的溶液中则比较稳定。如以 5%（4.2mol/L）的 NaH_2PO_2 溶液配成 0.1%（6.1mol/L）左右的氯化乙酰胆碱溶液贮存，用瓶子分装，密封后存放在冰箱中，可保持药效约 1 年。临用前用生理盐水稀释至所需浓度。

2. 盐酸肾上腺素

肾上腺素为白色或类白色结晶性粉末，具有强烈的还原性，尤其在碱性液体中，极易氧化失效，只能以生理盐水稀释，不能以任氏液或台氏液稀释。盐酸肾上腺素的稀溶液一般只能存放数小时。如在溶液中添加微量（10mmol/L）抗坏血酸，则其稳定性可显著提高。肾上腺素与空气接触或受日光照射，易氧化变质，应贮藏在遮光、阴凉、减压环境中。

3. 磷酸组胺

本品为无色长菱形的结晶，在日光下易变质，在酸性溶液中较稳定。可以仿照氯化乙酰胆碱的贮存方法贮存，临用前以生理盐水稀释至所需浓度。

4. 催产素及垂体后叶素

它们在水溶液中也易变质失效。但如以 0.25%（0.4mol/L）的乙（盐）酸溶液配制成每 1ml 含催产素或垂体后叶素 1U 的贮存液，用小瓶分装，灌封后置冰箱中保存（4℃左右，不宜冰冻），约可保持药效 3 个月。临用前用生理盐水稀释至适当浓度。如发现催产素或垂体后叶素的溶液中出现沉淀，不可使用。

5. 胰岛素

本品在 pH 值为 3 时较稳定，如需稀释，亦可用 0.4mol/L 盐酸溶液做稀释液。

附录六 常用血液抗凝剂的配制及用法

1. 肝素

肝素的抗凝血作用很强，在体内、体外均有抗凝血作用，常用来作为全身抗凝剂，特别是在进行微循环方面动物实验时，肝素应用更有重要意义。

纯的肝素10mg能抗凝100ml血液（按1mg等于100U，10U能抗凝1ml血液计）。如果肝素的纯度不高或过期，所用的剂量应增大2～3倍。用于试管内抗凝时，一般可配成1%肝素生理盐水溶液，取0.1ml加入试管内，均匀分布于试管壁，在80～100℃烘干备用，或直接吸取在抽血用的注射器内。每管能使5～10ml血液不凝固。

做全身抗凝时，一般剂量为：大鼠2.5～3mg/(200～300)g体重，兔或猫10mg/kg，狗5～10mg/kg。如果肝素的纯度不高或过期，所用的剂量应增大2～3倍。

2. 草酸盐合剂

配方：

草酸铵	1.2g
草酸钾	0.8g
甲醛溶液	1.0ml
蒸馏水加至	100ml

用于体外抗凝血。配成2%溶液，每1ml血加草酸盐2mg（相当于草酸铵1.2mg，草酸钾0.8mg）。用前根据取血量将计算好的量加入玻璃容器内烘干（温度<80℃）备用。如取0.5ml于试管中，烘干后每管可使5ml血不凝固。此抗凝剂适用于做血细胞比容测定，能使血凝过程中所必须的钙离子沉淀达到抗凝的目的。该溶液含氮，故不能用于非蛋白氮的测定。

3. 枸橼酸钠

常配成3%～8%水溶液，也可直接用粉剂。

枸橼酸钠可使钙失去活性，故能防止血凝。但其抗凝作用较差，其碱性较强，不适合用作化学检验。一般用1:9（即1份溶液，9份血），可用于红细胞沉降率的测定和动物急性血压实验（用于连接血压计时的抗凝）。不同动物，其浓度也不同：狗为5%～6%，猫为2%+硫酸钠25%，兔为5%。

4. 草酸钾

用于体外抗凝血。每1ml血需加1～2mg草酸钾。如配制10%水溶液，每管加0.1ml则可使5～10ml血液不凝固。

附录七 药量单位、药物浓度及剂量换算

（一）药量单位

药物的重量以“克（g）”为基本单位，容量以“毫升（ml）”为基本单位。

（二）药物浓度

药物浓度是指一定量液体或固体制剂中所含主药的分量。有以下几种表示法：

1. 百分比浓度

百分比浓度是按每100分溶液或固体制剂所含药物的分数来表示浓度，简写为%。由于药物和溶液的量可以用体积和重量表示，因而有三种不同的表示百分浓度的方法：

（1）重量/体积（W/V）法 即每100ml溶液中含药物的克数，如5%葡萄糖即每100ml含葡萄糖5g。此法最常用，不加特别注明的药物百分比（%）浓度即指此法。

（2）重量/重量（W/W）法 即每100g制剂中含药物克数，适用于固体、半固体药物，如10%氧化锌软膏100g含氧化锌10g。

（3）体积/体积（V/V）法 即100ml溶液中含药物的毫升数。适用于液体药物，如消毒用75%乙醇，即为100ml中含无水乙醇75ml，相当于W/W法70%乙醇。

2. 比例浓度

常用于表示稀溶液的浓度，例如1∶5000高锰酸钾溶液是指5000ml溶液中包含高锰酸钾1g；1∶1000肾上腺素即0.1%肾上腺素。

3. 克分子浓度（M）

1L溶液中所含溶质的克分子数称为该溶液的克分子浓度。如0.1M NaCl溶液表示100ml中含NaCl5.844g（NaCl分子量58.44）。

4. 克当量浓度（N）

1L溶液中含有溶质的克当量数称为该溶液的克当量浓度。如1N H_2SO_4 表示1000ml中含49g H_2SO_4（H_2SO_4 的分子量为98）。

（三）剂量换算

（1）动物实验所用药物的剂量，一般按mg/kg（或g/kg）计算，应用时需从已知药液浓度换算出相当于每千克体重应注射的药液量（ml），以便于给药。

例：小白鼠体重18g，腹腔注射盐酸吗啡10mg/kg，药浓度为0.1%，应注射多少容量（ml）？

计算方法：0.1%的溶液每毫升含药物1mg，与剂量10mg/kg相当的容积为10mg/kg小白鼠体重为18g，换算成千克为0.018kg，故10ml×0.018=0.18ml。

小白鼠常以mg/10g计算，换算成容积时也以mg/10g计算，较为方便，上例18g重小鼠注射0.18ml，相当以0.1ml/10g，再计算给其他小白鼠药量时很方便。如20g体重小白鼠，给0.2ml，以此类推。

（2）在动物实验中有时需根据药物的剂量及某种动物给药途径的药液量，然后配制

相应浓度的溶液以便于给药。

例：给兔静注苯巴比妥钠 80mg/kg，注射量为 1mg/kg，应配制苯巴比妥钠的浓度是多少？

计算方法：80mg/kg 相当于 1ml/kg，因此 1ml 药液应含 80mg 药物，换算成百分浓度 $1:80=100:x$，$x=8000\text{mg}=8\text{g}$，即 100ml 含 8g，故应配成 8% 的苯巴比妥钠。

内 容 提 要

本书是全国医药职业教育药学类规划教材之一，依照教育部［2006］16号文件要求，结合我国高职、高专教育的发展特点，根据《药理学实验》教学大纲的基本要求和课程特点编写而成。

全书共七章，内容主要包括三部分：药理学实验的基础知识和基本技术，总论和各论部分的实验及药理学实践应用能力训练。内容系统、全面且精炼，实用性与可操作性较强，适合医药高职、高专教育与函授、自学高考等相同层次不同办学形式教学使用，也可作为医药行业培训和自学用书。

图书在版编目（CIP）数据

药理学实验/樊一桥主编．—北京：中国医药科技出版社，2008．5

全国医药职业教育药学类规划教材

ISBN 978－7－5067－3873－6

Ⅰ．药… Ⅱ．樊… Ⅲ．药理学—实验—高等学校：技术学校—教材 Ⅳ．R965

中国版本图书馆 CIP 数据核字（2008）第 051212 号

美术编辑 陈君杞

版式设计 郭小平

出版 中国医药科技出版社

地址 北京市海淀区文慧园北路甲 22 号

邮编 100082

电话 发行：010-62227427 邮购：010-62236938

网址 www. cmstp. com

规格 787×1092mm 1/16

印张 7½

字数 169 千字

版次 2008 年 6 月第 1 版

印次 2012 年 4 月第 2 次印刷

印刷 北京市密东印刷有限公司

经销 全国各地新华书店

书号 ISBN 978－7－5067－3873－6

定价 13.00 元